Trauma (griech.: Wunde) kann in Medizin und Psychologie unterschiedliche Bedeutung haben. In der Medizin wird damit eine Verwundung bezeichnet, die durch Unfall oder Gewalteinwirkung entstanden ist. In der Psychologie wird damit eine seelische Verletzung bezeichnet, die durch ein erschütterndes Ereignis ausgelöst wird.

Der Begriff des Traumas in der Psychologie taucht zur Zeit Freuds auf und ist heute noch eng verknüpft mit ihm und seiner Theorie. Freuds Umgang mit dem Begriff des Psychotraumas ist klar zum einen von der gesellschaftlichen Situation Ende des 19. und Anfangs des 20. Jahrhunderts geprägt und zum anderen von seiner Bemühung, sich selbst zu analysieren.

Bei seiner Selbstanalyse – eine aus Sicht heutiger Psychoanalytiker sicher problematische Vorgehensweise – gelangte Freud schnell an den Punkt, Verführungsszenen auch in seiner Kindheit als Ursache der eigenen Neurose anzunehmen. Dies führte Freud persönlich aus der Sackgasse, die möglichen Verfehlungen seines Vaters Jakob bearbeiten zu müssen.[1] Die Ödipussituation und die sexuellen Motive der Eltern waren ja nun nur Kindheitsphantasien, nicht mehr verdrängte Realität. Traumata waren demnach phantasierte und keine realen Geschehnisse.

Erst sehr viel später fand auch der Umgang mit aktuell erlebten, realen traumatischen Ereignissen Beachtung in der Psychologie. Von Kriegsereignissen, Naturkatastrophen, individuellen Traumata (zum Beispiel Vergewaltigung, sexueller Missbrauch, Mobbing) Betroffene wurden lange Zeit weniger beachtet, eher dachte man, dass die Traumatisierten damit schon irgendwie zurechtkommen würden. In der Tat werden Traumata umso leichter verarbeitet, je mehr Personen sie gleichzeitig durchlitten haben. Andererseits können auch Traumatisierungen einer ganzen Population dazu führen, dass die Folgewirkungen weniger auffallen, da sie bei sehr vielen Personen festgestellt werden können.

Der eigentliche Auslöser für die stärkere Beachtung aktuell erlebter traumatischer Geschehnisse und ihrer psychischen Auswirkungen war der Vietnamkrieg. Etwa ein Drittel der zurückgekehrten amerikanischen Soldaten war außerstande, sich wieder in das Gesellschaftsleben einzugliedern. Solche Phänomene sind abgesehen von ethischen Gesichtspunkten auch ein finanzieller Faktor. Dies dürfte sicher auch einer der Gründe dafür gewesen sein, den Betroffenen bei der Wiedereingliederung zu helfen.

In diesem Heft finden sich unterschiedliche Perspektiven zum Thema Trauma und Trauer, zum Beispiel aus existenzanalytischer oder familientherapeutischer Sicht. Berichte über Flüchtlinge, Opfer von Krieg und Folter wie auch von Frauen im Gefängnis beleuchten, wie die traumatischen Verletzungen die Möglichkeiten zum Trauern beeinflussen. Manchmal brechen Unglück und Schrecken mit Macht über die Betroffenen herein, ohne dass Zeit zur Vorbereitung bleibt, wie der Bericht einer Notfallseelsorgerin schildert. Manchmal ist es eine lebensbedrohliche Erkrankung, die zwar Zeit lässt, um den Umgang damit zu lernen, aber das Selbst- wie das Weltbild so erschüttert, dass der Betroffene gar nicht allein damit fertig werden kann.

Das akute Trauma löst oft viel Mitgefühl aus, nicht nur bei Familie und Freunden, sondern im gesamten Umfeld und bei manchen Katastrophen sogar weit darüber hinaus. Diese breite Akzeptanz schlägt dann aber schnell um in Unverständnis und Ignoranz, wenn der Trauernde nicht bald wieder »funktioniert«. Die ständige Begegnung mit dem Unglück, das der Traumatisierte wieder und wieder erlebt, ist für die Mitmenschen kaum zu ertragen, es bleibt ein ohnmächtiges Gefühl dem Leid gegenüber. In den Beiträgen über die Opfer des Holocaust werden Möglichkeiten aufgezeigt, wie selbst diese Belastungen etwas erleichtert werden können.

Mittlerweile sind psychotraumatische Beratungsstellen und entsprechende Therapieansätze weit verbreitet. Wir möchten mit diesem Heft dazu beitragen, die Ignoranz zu überwinden und den Betroffenen akzeptierend beizustehen.

Arnold Langenmayr und Lukas Radbruch

Anmerkung

Krüll, M.: Freud und sein Vater. Die Entstehung der Psychoanalyse und Freuds ungelöste Vaterbindung. Gießen 2004.

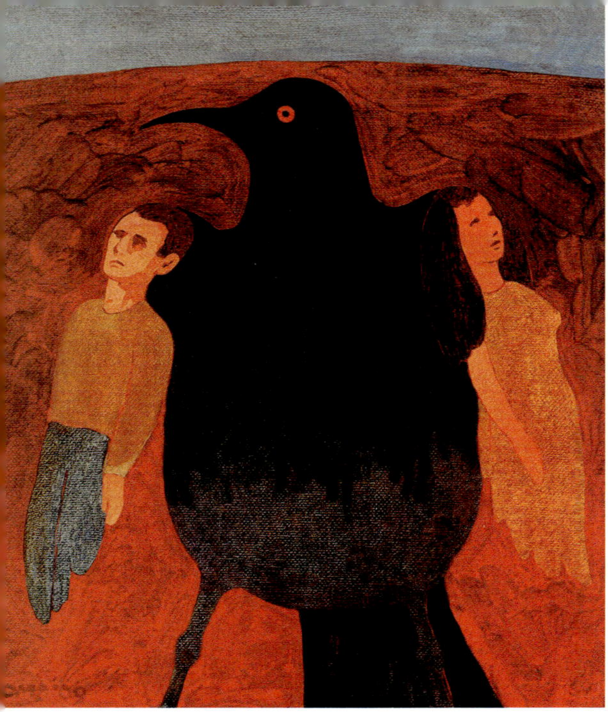

Inhalt

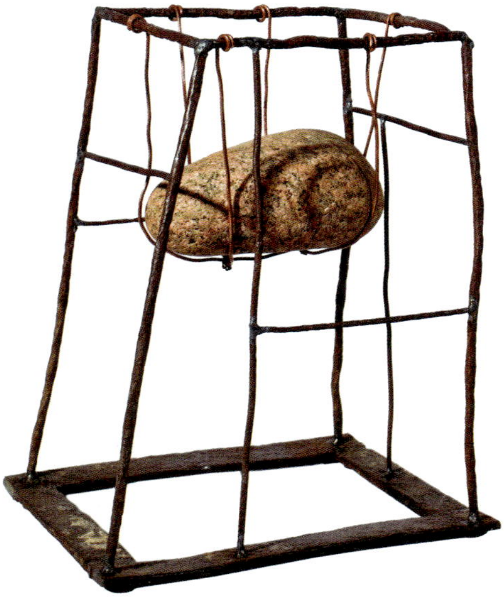

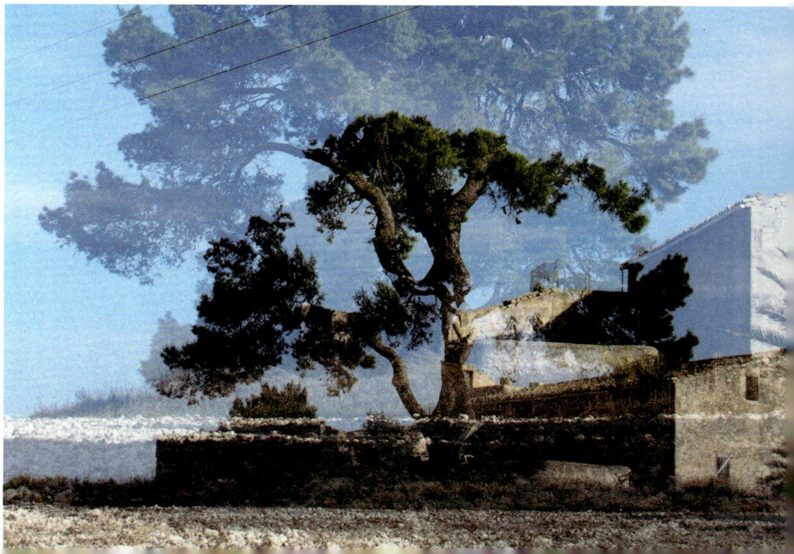

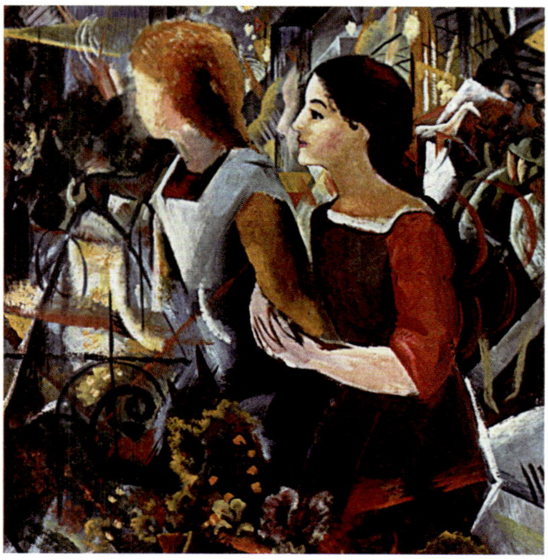

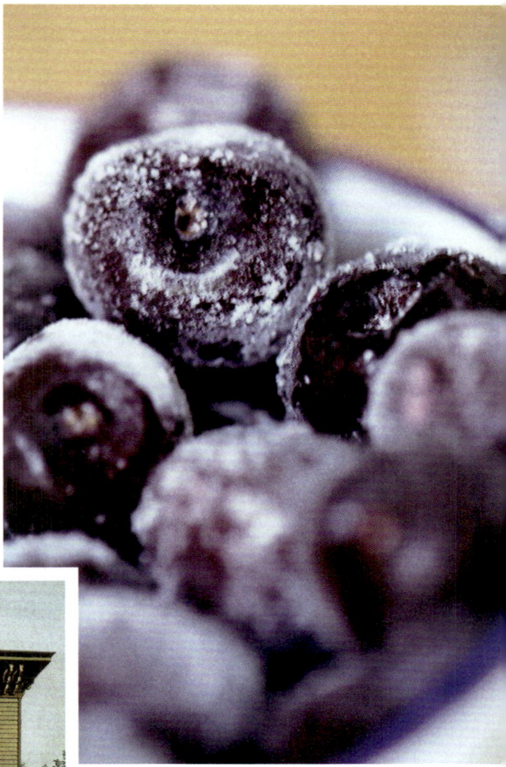

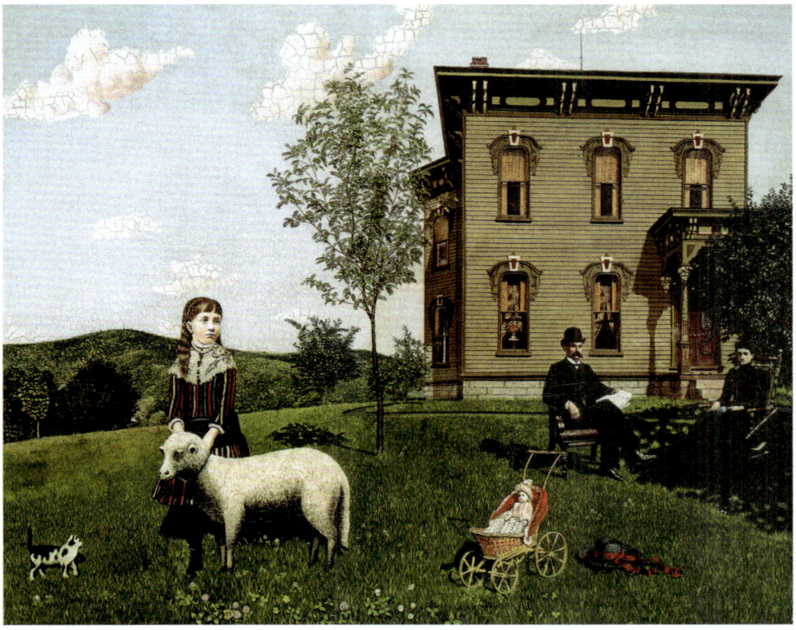

Psychotrauma und Trauer aus phänomenologischer und existenzanalytischer Sicht

Alfried Längle

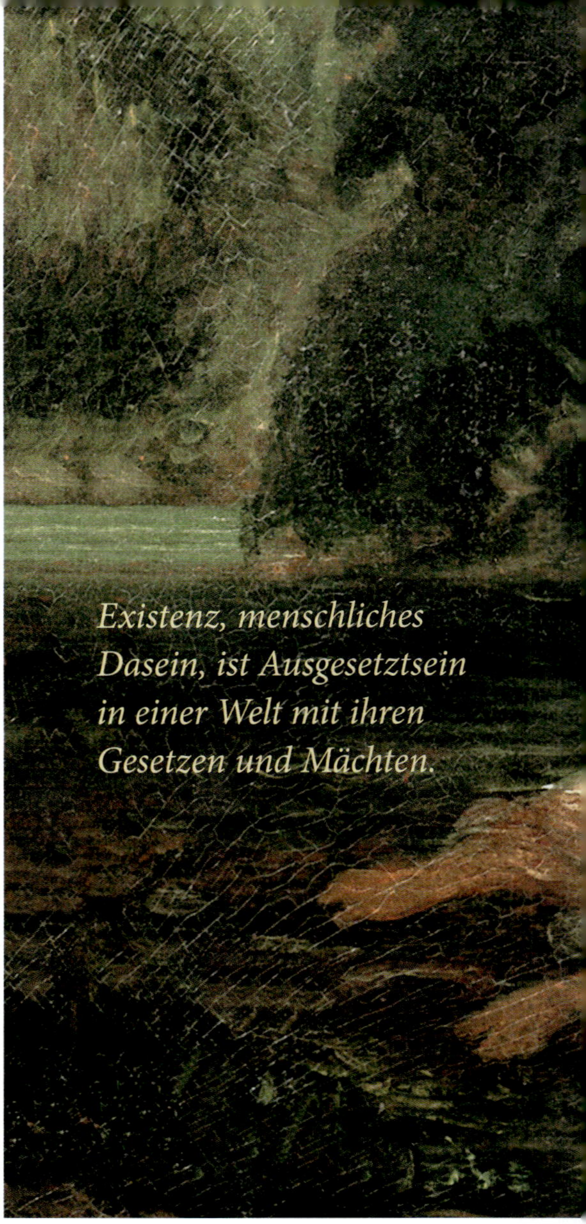

Mensch sein bedeutet, ein *fühlendes* Wesen zu sein. Wer fühlen kann, fühlt nicht nur die Freude, die Lust, das Schöne, sondern auch das Leid, die Not, die Verletzung – fühlt den Schmerz. Darum gehören die Erfahrung des Leides und das Leiden an Verletzungen zum Leben eines fühlenden Wesens. Mensch sein bedeutet auch, die *Kraft* des Lebens in sich zu tragen. Wo Verletzung geschieht, beginnen Prozesse der Wiederherstellung des Ursprünglichen, der Integration und Separation, des Heilens um der Erhaltung des Lebens willen. Das Trauern gibt davon Kunde.

Psycho-Trauma

Trauma bedeutet Verletzung. Verletzung verursacht Leiden. Leiden stellt sich gegen das Leben. Das Thema Trauma bringt uns unvermittelt dicht an die Struktur der Existenz heran: Existenz, menschliches Dasein, ist *Ausgesetztsein* in einer Welt mit ihren Gesetzen und Mächten. Viktor Frankl (1982) spricht von der unausweichlichen *Tragik,* die in jedem Leben zu finden ist: Leid, Schuld und Tod. Alle Existenz ist begrenzt in Kraft, Mitteln, Zeit, Möglichkeiten. Darin gründet die *Verletzlichkeit* des Menschen.

Verletzung

Was ist eigentlich eine Verletzung? Bei der körperlichen Verletzung – etwa wenn wir uns mit dem Messer schneiden – entsteht eine Wunde. Denn »etwas« – ein Messer – hat mit einem bestimmten Druck die Grenze des Eigenen (die Haut) durchbrochen. Das Eigene ist nicht stark genug, die Kraft abzufangen, wodurch *Zerstörung* entsteht. Eine solche Kraft, die sich über die Grenzen hinwegsetzt, ist *Gewalt.* Verletzung ist daher gewaltsame Zerstörung der Integrität. Es entsteht Schmerz – ein Appell, den Schaden zu beheben.

Analog verhalten sich Verletzung und Schmerz auf der *psychischen* und *geistigen* Ebene. Auch hier handelt es sich um eine Zerstörung von Integrität durch eine momentane Überforderung der Verarbeitungskapazität.

Existentielle Auswirkung

Eine psychisch-geistige Verletzung (zum Beispiel ein Betrug) erschüttert die Grundstrukturen der

Leidfaden, Heft 1 / 2014, S. 4–7, © Vandenhoeck & Ruprecht GmbH & Co. KG, Göttingen, 2014, ISSN 2192-1202

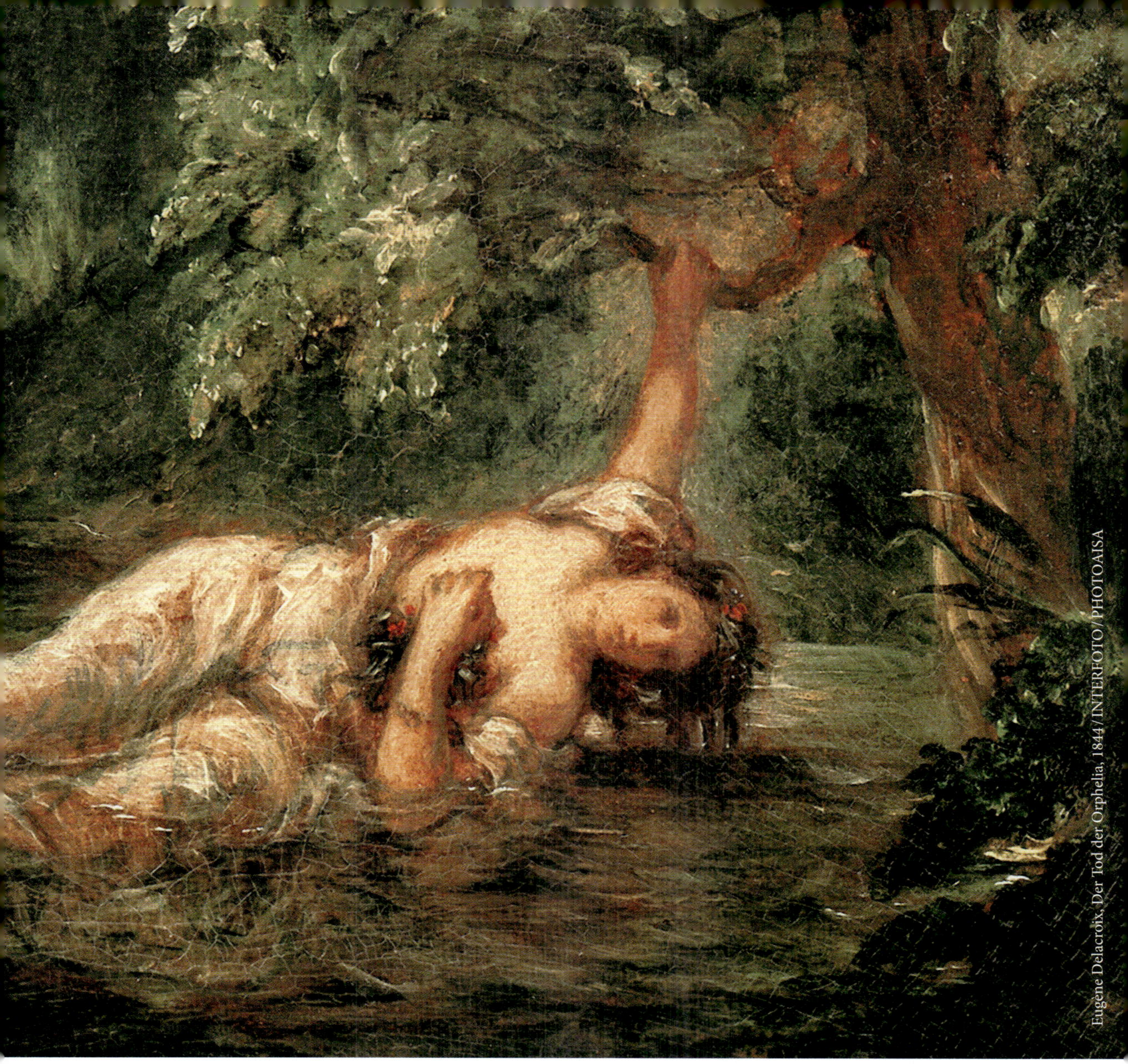

Eugène Delacroix, Der Tod der Orphelia, 1844/INTERFOTO/PHOTOAISA

Existenz. Die Existenzanalyse beschreibt vier Dimensionen (vgl. Längle 2008): den Weltbezug, den Lebensbezug, den Selbstbezug und den Zukunftsbezug (Sinn).

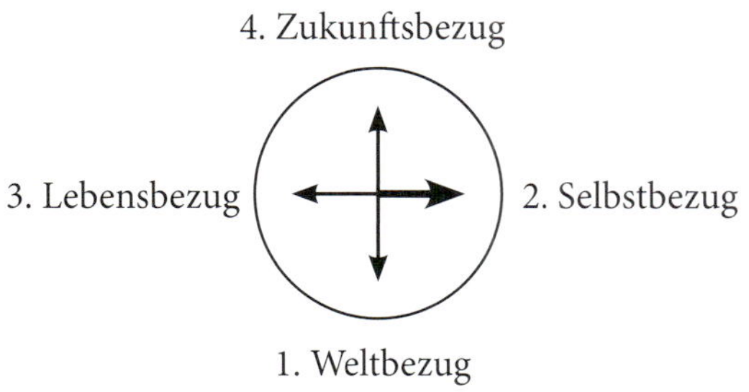

Schema zur Darstellung der Strukturen, die durch eine Verletzung betroffen werden, anhand des Modells der vier Grunddimensionen der Existenz

Zumeist ist bei den üblichen seelischen Verletzungen am stärksten der Selbstbezug betroffen: Selbstzweifel, Schuldfragen, die Gerechtigkeitsfrage »Warum gerade ich?«, Zerstörung von Eigenem und Wichtigem beschäftigen den Leidenden. So trifft die Verletzung in besonderem Maße die Person und das Selbstsein (Längle 2006). Aber in einem damit ist auch ihr Fundament, das Sein-Können (Weltbezug), in Frage gestellt; und das Sich-beziehen-Mögen (Lebensbezug) ebenso wie der Sinn in der Zukunft, auf den hin die Person leben mag.

Mit der Erschütterung der tragenden Strukturen der Existenz ist die Verarbeitungskapazität der Person zunächst gelähmt. Bildlich gesprochen: Das Gerüst, die Stützen des Daseins sind gelockert und die Kraft des Umgangs mit dem Verletzenden ist vorübergehend versiegt. Automatische Schutzreaktionen setzen ein, zum Beispiel auf Distanz gehen, Zorn oder Lähmung. Erst langsam setzt der personale, verantwortete Verarbeitungsprozess ein, nimmt notwendige Abgrenzungen vor (3. Dimension), führt zu einer neuen Wahrnehmung und Erkenntnis der Realität (1. Dimension), zum Trauern über den Wert- und Beziehungsverlust, über das Leid, das man ertragen musste (2. Dimension), und mündet schließlich in die Orientierung über das jetzt Mögliche einer Entwicklung hin zum Guten (4. Dimension).

In der Mitte dieses Prozesses steht als Substrat der Verletzung das *Ich,* eingewoben in seine Innen- und Außenbezüge. Solche Verletzungen stellen den Menschen vor die Grundfragen seines Daseins:

1. vor die Frage nach der *Sicherheit,* Zuverlässigkeit der realen, erkannten Welt;
2. vor die Frage nach dem *Wertvollen,* Bedeutsamen. Der Traumatisierte oder verletzte Mensch sucht nach seiner Lebenslust, sucht nach dem beziehungsvollen, gefühlten Wert;
3. vor die Frage nach dem, was man *selbst wert* ist; nach der *Würde,* nach dem, was einen ausmacht, besonders wenn es Verletzungen oder Traumata sind, die von anderen Menschen zugefügt wurden;
4. vor die Frage nach dem *Sinn* des Ganzen, nach dem, wie es weitergehen kann.

Bei besonders schweren Verletzungen liegt das Traumatische nicht im Selbstbezug, sondern im Weltbezug: in der Unfasslichkeit des Erlebten, das außerhalb der üblichen menschlichen Erfahrung liegt. Bei solchen Verletzungen geht in erster Linie der Halt im Sein verloren (1. Dimension steht im Vordergrund).

Trauer

Trauer ist die reifste Umgangsform bei einem Verlust. Verluste von *Lebenswertem* (Beziehungen, Gesundheit, Ziele ...) sind immer gefühlt und daher mit subjektivem Leid verbunden, weil sie für Lebensführung und Lebensqualität einschneidend sind. Trauern ist keine Krankheit oder Schutzreaktion, sondern ein adäquater *personaler Verarbeitungsprozess* und stellt somit eine Grundlage zur Gesunderhaltung der Psyche dar. Trauern besteht in einer Zuwendung zum Verlust und zu sich selbst angesichts der neuen Situation.

Der entscheidende Punkt in der Verarbeitung des Verlusts besteht darin, sich in der Zuwendung zum Lebens*un*werten »vom Leben berühren zu lassen«. Denn durch den Verlust ist etwas »gestorben«, gleichsam »amputiert«, man ist ärmer geworden. Das geht auf Kosten des Lebens beziehungsweise des Gefühls von Lebendigkeit. Solche Verluste stellen den Menschen vor die Frage oder die Aufgabe: Kann und mag ich unter diesen Umständen *weiterleben* – kann es noch ein gutes Leben werden?

Trauern als Handlung

Im Trauern wendet man sich bildlich gesprochen fühlend der Wunde zu, wo das Leben blutet. Trauern ist eine Aktivität, vielleicht sogar eine Mühe (vergleichbar mit der »Liebesmühe«), aber nicht eigentlich »Arbeit«[1]. Es ist vergleichbar mit der Wundbehandlung – aber die Wunde heilt von selbst. Trauern ist dann besonders schmerzlich, wenn man sich gegen den Verlust sperrt, weil man ihn nicht annehmen, nicht aushalten kann. Gerade darin besteht ein großer Teil des inneren Vorgangs, zu prüfen, ob man den Verlust tragen kann oder ob er die Beziehung zum Leben zerstört.

Trauern setzt einen Prozess des Annehmens und (Zu-)Lassens (1. Dimension der Existenz) voraus, sonst kann Trauern nicht beginnen. Im Kern ist Trauern aber noch mehr: ein Prüfen, ob das Leben seinen Wert behält und man selbst Lust und Freude hat, sich auf das Leben wieder einzulassen (2. Dimension der Existenz). Um dahin zu kommen, braucht es Zuwendung – zunächst zu sich selbst und von sich selbst (Zuwendung von anderen kann sie verstärken, aber nicht ersetzen). Wir bezeichnen diese *Selbstzuwendung* in der Existenzanalyse als den inneren Keimpunkt des Lebens, weil es der Ort ist, wo die Grundbeziehung zum Leben entsteht: wo das tiefste Berührtsein vom Leben stattfindet. (Der »äußere Keimpunkt des Lebens« liegt in der Zuwendung durch andere.) Aus der Nähe zu sich selbst entsteht das innere Berührtsein, wodurch die Trauer aufkommen kann.

Zuwendung hat eine Intensivierung der Gefühle zur Folge und verbindet das Erlebte mit der eigenen Lebenskraft. Daher entsteht bei Zuwendung zu positiven Inhalten, also zu Werten, ebenfalls inneres Berührtsein, in dem Fall aber Freude, Genuss, Lust und Kraft. Diese Intensivierung der Gefühle geschieht auch in der Trauer. Schon Thomas von Aquin (Illhardt 1982, S. 79; 281) hat in der Trauer den Ausdruck einer »intakten Natur« des Menschen gesehen, wodurch trotz des Verlusts die »Streberichtung auf das Gute« weiterhin behalten werde.

Trauerprozess

Der Trauerprozess beginnt mit der Haltung des Sein-Lassens und des Aufgebens des Sich-dagegen-Wehrens. Durch die Zuwendung zu sich und zum Verlust kommen Tränen auf. Wir erleben, dass sich das Leben in einem wieder rührt, als ob es sagte: »Du bist nicht allein, ich bin noch da und bei dir!« – Im darauf folgenden inneren Sprechen gibt man sich selbst Zuspruch und Mitgefühl. In der Schlussphase geht es nach dem Einschätzen des Verlusts und der Konsequenzen um das Finden der inneren *Zustimmung zum Leben* unter den neuen Bedingungen.

Trauerbegleitung

Trauern bedarf in schweren Fällen der Begleitung durch andere. Trauerbegleitung ist keine Psychotherapie oder Beratung, sondern ein Begleiten von Mensch zu Mensch; wie eine Krisenintervention.

Die Begleitung in der Trauer folgt den beschriebenen Phasen. Das Erste ist *da zu sein* in (wortloser) Anwesenheit; dann kann langsam *Zuwendung* und Nähe durch Mitfühlen gegeben werden; Zuspruch, Sich-Kümmern um das Wohlergehen des Trauernden. Schließlich wird die *Beziehung zum Verlust* verinnerlicht und in eine Zukunftsperspektive gebracht.

So sehen wir den *Sinn von Trauer* in der Erhaltung der Beziehung zum Verlorenen und damit zum Leben. Trauer ist nicht zu verwechseln mit *Depression;* diese entsteht vielmehr aus nicht stattgehabter, ausstehender Trauer. Am Ende der Trauer kann man sagen: »Ich habe verloren – aber ich habe ein Leben gewonnen.«

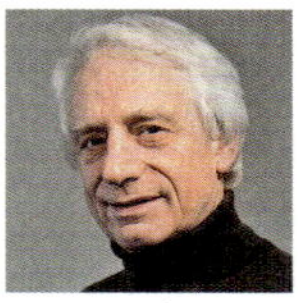

© Regina Längle

Alfried Längle, Universitätsprofessor Dr. med., Dr. phil., Honorarprofessor, DDr. h. c., Arzt für Allgemeinmedizin und Psychotherapeutische Medizin, Klinischer Psychologe, Psychotherapeut, Lehrtherapeut (GLE). Er ist ao. Professor an der Psychologischen Fakultät der HSE-Universität Moskau, Präsident der Internationalen Gesellschaft für Logotherapie und Existenzanalyse (GLE-International) mit Sitz in Wien, wissenschaftlicher Leiter der *existential training & leadership academy* Wien/Zürich und in eigener psychotherapeutischer Praxis in Wien tätig.

E-Mail: alfried@laengle.info

Literaturhinweise

Frankl, V.: Ärztliche Seelsorge. Wien 1982.

Illhardt, F. J.: Trauer. Eine moraltheologische und anthropologische Untersuchung. Düsseldorf 1982.

Längle, A.: Trauma und Sinn. Wider den Verlust der Menschenwürde. In: Existenzanalyse, 2006, 23, 1, S. 4–11.

Längle, A.: Trauma und Existenz. In: Psychotherapie Forum, 2007, 15, 3, S. 109–116.

Längle, A.: Existenzanalyse. In: Längle, A., Holzhey-Kunz, A.: Existenzanalyse und Daseinsanalyse. Wien 2008, S. 29–180.

Anmerkungen

1 Weshalb in einem existentiellen Verständnis empfohlen wird, nicht von »Trauerarbeit« zu sprechen, um nicht eine *Machbarkeit,* unpersönliche Sachlichkeit oder gar den Einsatz von Methoden/Techniken zu suggerieren, was das Trauern dann auch noch pathologisieren könnte.

Komplizierte Trauer, Depression und Posttraumatische Belastungsstörung

Eine Abgrenzung

Johanna Unterhitzenberger und Rita Rosner

Sowohl Fachleute als auch Betroffene werden immer wieder vor die Frage gestellt, in welchem Umfang die Trauerreaktion eines Menschen normal ist und ab wann sie sich als pathologisch darstellt und somit einer therapeutischen Behandlung bedarf. Trotz stark vorangeschrittener Forschung in den letzten beiden Jahrzehnten (für eine Übersicht siehe Prigerson et al. 2008) steht eine klare Abgrenzung dieser beiden Dimensionen noch aus. Wie lange darf man trauern, damit die Verlustreaktion als normal eingestuft wird? Wie intensiv dürfen die Trauer und die Sehnsucht nach dem verstorbenen Menschen sein? Darf eine emotionale Reaktion als Folge auf einen Verlust auch fehlen?

Obwohl keine Norm bezogen auf die Trauer definiert werden kann, ist die Fachwelt sich darüber einig, dass das Konzept einer Komplizierten Trauer (KT) existiert. In diesem Zusammenhang finden sich auch häufig die Begriffe traumatische, pathologische oder verlängerte Trauer. Die vermehrte Forschung auf diesem Gebiet führte dazu, dass Konsensuskriterien für KT im Sinne der Diagnosemanuale ICD und DSM gefordert wurden (siehe Übersicht »Konsensuskriterien für Komplizierte Trauer«, S. 9), auch wenn aktuell noch keine offizielle Diagnose »KT« gestellt werden kann.

Infolge eines Verlustes findet sich aber nicht nur Trauer, auch das Auftreten der Majoren Depression (MD) und der Posttraumatischen Belastungsstörung (PTBS) wurde in Studien belegt (Prigerson et al. 2008). Die Nähe von Trauerreaktionen zu diesen beiden Störungsbildern ist evident und immer wieder diskutiert man, ob sich KT von Depression und PTBS abgrenzen lässt.

Komplizierte Trauer und Depression

Trauernde zeigen häufig Symptome von depressiver Verstimmung, Niedergeschlagenheit oder Schlaflosigkeit. In der Zeit unmittelbar nach einem Verlust kann es tatsächlich sehr schwierig sein, zwischen Trauer und Depression zu unterscheiden. Das DSM-IV (2003) gestattete daher keine Depressionsdiagnose in den ersten acht Wochen nach einem Todesfall. In der Regel lösen sich diese Anzeichen der Trauer nach einigen Wochen oder Monaten wieder auf und bedürfen keiner weiteren Behandlung. Aufgrund der fragwürdigen Festlegung von zwei Monaten als Ausschluss hat man sich für die Neuauflage des DSM-5 (2013) gegen dieses Kriterium entschieden. Es obliegt nun der Einschätzung des erfahrenen Klinikers, wann infolge eines Trauerfalls die Diagnose »Depression« gestellt wird.

Eine komplizierte Trauerreaktion aber ähnelt nur auf den ersten Blick einer depressiven Episode. Betrachtet man zunächst die Symptome einer KT, dominieren eine tiefe Sehnsucht und die Suche nach dem Verstorbenen. Dies kann sich zwar auch in einer depressiven Stimmung äußern, unterscheidet sich aber in der Qualität des Affekts. Weiterhin zeigen kompliziert Trauernde Schwierigkeiten, das Leben ohne den Verstorbenen weiterzuführen oder den Tod zu akzeptieren – Symptome, die nicht der Depression zuzuschreiben sind. Der Wunsch von Trauernden,

Leidfaden, Heft 1 / 2014, S. 8–11, © Vandenhoeck & Ruprecht GmbH & Co. KG, Göttingen, 2014, ISSN 2192-1202

Konsensuskriterien für Komplizierte Trauer (übersetzt nach Prigerson et al. 2009)

A. Ereignis: Verlust einer nahestehenden Person.

B. Trennungsschmerz: Die trauernde Person erlebt täglich oder in einem beeinträchtigenden Ausmaß Trennungsschmerz, der sich in Sehnsucht, Verlangen oder Verzehren nach oder intensiver Beschäftigung mit dem Verstorbenen zeigt.

C. Kognitive, emotionale und Verhaltenssymptome: Die trauernde Person weist mindestens fünf der folgenden Symptome täglich oder in einem beeinträchtigenden Ausmaß auf:

1. Verwirrung über die eigene Rolle im Leben oder verminderte Selbstwahrnehmung (zum Beispiel das Gefühl, dass ein Teil der eigenen Person verstorben ist)
2. Schwierigkeiten, den Verlust zu akzeptieren
3. Vermeidung von Erinnerungen an die Realität des Verlustes oder damit verbundenen Gedanken, Aktivitäten oder Situationen
4. Mangelnde Fähigkeit, anderen zu vertrauen, oder das Gefühl, allein oder losgelöst von anderen zu sein
5. Bitterkeit oder Ärger, verbunden mit dem Verlust
6. Schwierigkeiten, weiterzuleben (zum Beispiel Freundschaften zu pflegen, Interessen zu verfolgen)
7. Emotionale Taubheit seit dem Verlust
8. Gefühl, das Leben sei unerfüllend, leer, sinnlos oder unerträglich seit dem Verlust
9. Gefühl, durch den Verlust benommen, betäubt oder schockiert zu sein

D. Zeitpunkt: Keine Diagnosestellung, bis sechs Monate seit dem Todesfall vergangen sind.

E. Beeinträchtigung: Die Störung verursacht klinisch signifikante Beeinträchtigungen in sozialen, beruflichen oder anderen wichtigen Lebensbereichen.

F. Bezug zu anderen psychischen Störungen: Die Störung kann gemeinsam auftreten mit, aber nicht besser erklärt werden durch eine Majore Depression, generalisierte Angststörung oder Posttraumatische Belastungsstörung.

nicht mehr zu leben, deutet nicht zwingend auf eine suizidale Absicht hin, wie wir sie häufig im Rahmen einer MD vorfinden, sondern auf das Bedürfnis der Wiedervereinigung mit der geliebten Person (Prigerson et al. 2008).

Die Diagnosevorschläge zu KT verlangen eine Mindestdauer von sechs Monaten. Anzeichen der KT scheinen besonders stabil zu sein, so dass auch häufig von einer chronischen oder verlängerten Trauerstörung gesprochen wird. In Untersuchungen, die sowohl KT als auch MD erhoben haben, fand man einerseits mittlere Übereinstimmungsraten zwischen den beiden Störungsbildern, andererseits auch Belege, die von KT-Diagnosen ohne eine gleichzeitige Depression berichten (Prigerson et al. 2008). Weiterhin belegten Behandlungsstudien, dass eine identische Therapie von KT und MD nicht effektiv ist (Rosner

Personen mit Komplizierter Trauer müssen sich mit der Aufgabe auseinandersetzen, ihr Leben ohne den Verstorbenen weiterzuführen und einen Sinn in seinem Tod zu finden.

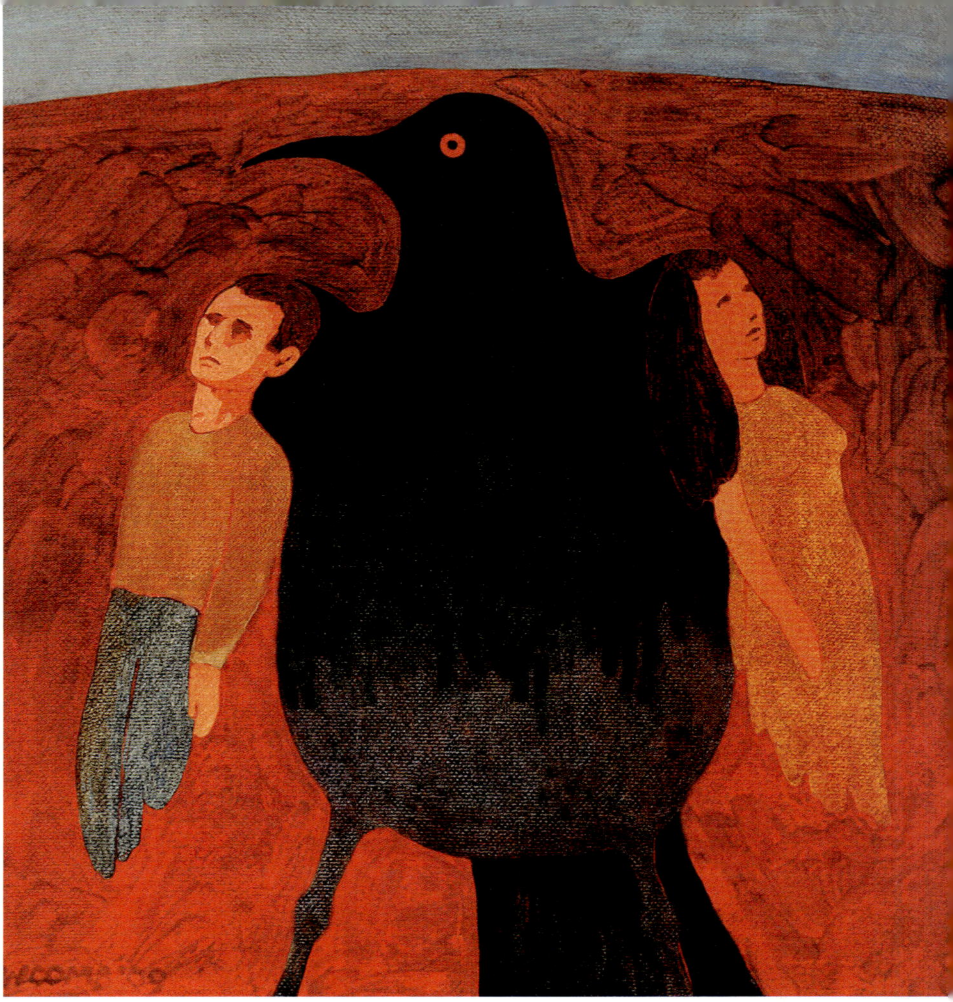

et al. 2011), ebenso wie bei MD wirksame Antidepressiva keine vergleichbaren Ergebnisse bei KT zeigen (Maercker und Lalor 2012).

Komplizierte Trauer und Posttraumatische Belastungsstörung

Für die Diagnose einer PTBS muss das A-Kriterium eines traumatisierenden Erlebnisses erfüllt sein. Auch für KT wird ein sogenanntes Ereigniskriterium verlangt, der Tod einer signifikanten Bezugsperson (vgl. Übersicht oben). Während ein solcher Verlust universell ist, das heißt, dass jeder im Laufe seines Lebens damit konfrontiert wird, stellt das Ereigniskriterium der PTBS eine außergewöhnliche und objektiv stark belastende Situation dar, die in fast allen Menschen starke Angst oder Hilflosigkeit hervorrufen würde. Aus diesem Grund folgt auf einen Todesfall in der Regel keine PTBS und auch die Symptome der beiden Störungen unterscheiden sich in ihrer emotionalen Qualität: Kompliziert Trauernde verspüren eine tiefe Sehnsucht nach dem Verstorbenen und wünschen sich dessen Gegenwart. Patienten mit einer PTBS hingegen leiden in der Regel unter Intrusionen, die wiederkehrende unerwünschte Gedanken an das Ereignis beinhalten und deutlich belasten.

Vermeidungssymptome finden sich in beiden Störungsbildern, wobei die KT von der fehlenden Akzeptanz des Verlustes dominiert und die verstorbene Person gern erinnert wird. Im Gegensatz dazu steht Vermeidung bei PTBS für den Versuch, alle Faktoren, die mit dem traumatischen Ereignis zusammenhängen, und dadurch auch negative Gefühle wie etwa Angst, zu verdrängen. Anstelle von Übererregungssymptomen finden sich bei KT Anpassungsschwierigkeiten an das Leben und den Alltag ohne den Verstorbenen (Maercker und Lalor 2012).

Wie bei der Depression variiert auch hier die Dauer der Auffälligkeiten zwischen KT und PTBS mit mindestens vier Wochen für PTBS nach DSM-5. Das Vorliegen von KT unabhängig von einer PTBS konnte in Studien belegt werden, wo andererseits auch gezeigt wurde, dass diese beiden Diagnosen eine moderate Übereinstimmungsrate aufweisen. Im Verlauf zeigen beide Erkrankungen ein hohes Chronifizierungsrisiko (Prigerson et al. 2008).

Der Behandlungsschwerpunkt von PTBS liegt in der Wiederherstellung von Sicherheit und der damit verbundenen Habituation durch Konfrontationsverfahren. Personen mit KT müssen sich mit der Aufgabe auseinandersetzen, ihr Leben ohne den Verstorbenen weiterzuführen und einen Sinn in seinem Tod zu finden. Dies kann auch durch Konfrontation, etwa durch ein Narrativ (eine selbst geschriebene Geschichte) stattfinden, zielt aber weniger auf die Habituation als auf die Lösung der Trauer durch Integration in den Alltag und das Finden von Copingstrategien ab (Maercker und Lalor 2012).

Fazit und Ausblick

KT hat Überschneidungspunkte sowohl mit der Depression als auch mit der PTBS. Nichtsdestotrotz finden sich Unterschiede auf der Ebene der Symptome, der Dauer und der Behandlung zwischen KT und den beiden Störungsbildern, die in empirischen Studien die Eigenständigkeit der KT belegt haben.

Aktuelle Publikationen berichten von einer Auftretenshäufigkeit der KT unter 5 Prozent in der Allgemeinbevölkerung. Die konditionale Prävalenz, also die Wahrscheinlichkeit, tatsächlich eine KT in Folge eines Verlusts auszubilden, liegt höher mit ca. 10 bis 25 Prozent (Maercker und Lalor 2012).

In einem umfassenden Übersichtsartikel berichten Wittouck und Kollegen (2011), dass die Prävention von KT wenig effektiv ist. Eine generelle Behandlungsindikation in Form von Psychotherapie nach einem Todesfall ist also nicht gegeben, wenn aber Symptome einer KT vorliegen, zeigen sich Interventionen als wirksam. Eine effektive Therapie für KT im ambulanten und stationären Bereich haben Rosner und Kollegen zusammengestellt und evaluiert (Rosner et al. im Druck).

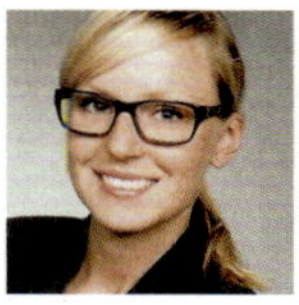

Dr. phil. Johanna Unterhitzenberger, Kinder- und Jugendlichenpsychotherapeutin in Ausbildung, ist wissenschaftliche Mitarbeiterin an der Katholischen Universität Eichstätt-Ingolstadt. Sie promovierte zu dem Thema »Komplizierte Trauer bei Waisen«.

E-Mail: johanna.unterhitzenberger@ku.de

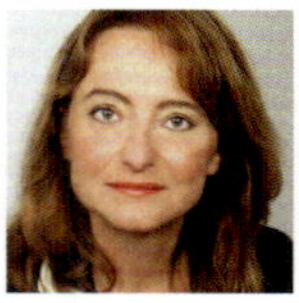

Prof. Dr. phil. Rita Rosner ist Lehrstuhlinhaberin für Klinische und Biologische Psychologie an der Katholischen Universität Eichstätt-Ingolstadt und approbierte Psychologische Psychotherapeutin. Ihre Forschungsschwerpunkte sind unter anderem Posttraumatische Belastungsstörungen und komplizierte Trauerreaktionen.

E-Mail: rita.rosner@ku.de

Literaturhinweise

DSM-5 – American Psychiatric Association (APA): Diagnostic and statistical manual of mental disorders. DSM-5. (5th edition). Washington 2013.

DSM-IV – American Psychiatric Association (APA): Diagnostisches und Statistisches Manual psychischer Störungen – Textrevision. DSM-IV-TR (4. Aufl.). Dt. Bearbeitung von H. Saß, H.-U. Wittchen, M. Zaudig. Göttingen 2003.

ICD-10 – Weltgesundheitsorganisation (WHO): Internationale Klassifikation psychischer Störungen. ICD-10 Kapitel V (F). Forschungskriterien. Hrsg. von H. Dilling, W. Mombour, M. H. Schmidt, E. Schulte-Markwort. Bern 1997.

Maercker, A., Lalor, J.: Diagnostic and clinical considerations in prolonged grief disorder. In: Diaglogues in Clinical Neuroscience, 2012, 14, S. 167–176.

Prigerson, H., Horowitz, M., Jacobs, S. et al.: Prolonged grief disorder: Psychometric validation of criteria proposed for DSM-V and ICD-11. In: PLos Medicine2009, 6, S. 1–12.

Prigerson, H., Vanderwerker, L., Maciejewski, P.: A case for inclusion of prolonged grief disorder in DSM-V. In: Stroebe, M., Hansson, R., Schut, H., Stroebe, W. (Hrsg.): Handbook of bereavement research and practice: Advances in theory and intervention. Washington 2008, S. 165–186.

Rosner, R., Lumbeck, G., Geissner, E.: Effectiveness of an inpatient group therapy for comorbid complicated grief disorder. In: Psychotherapy Research 2011, 21, S. 210–218.

Rosner, R., Pfoh, G., Rojas, R. et al. (Hrsg.): Behandlung Komplizierter Trauer – Ein Doppelmanual für stationäre Gruppentherapie und ambulante Einzeltherapie. Göttingen, im Druck.

Wittouck, C., Van Autreve, S., De Jaegere et al.: The prevention and treatment of complicated grief: A meta-analysis. Clinical Psychology Review, 2011, 31, S. 69–78.

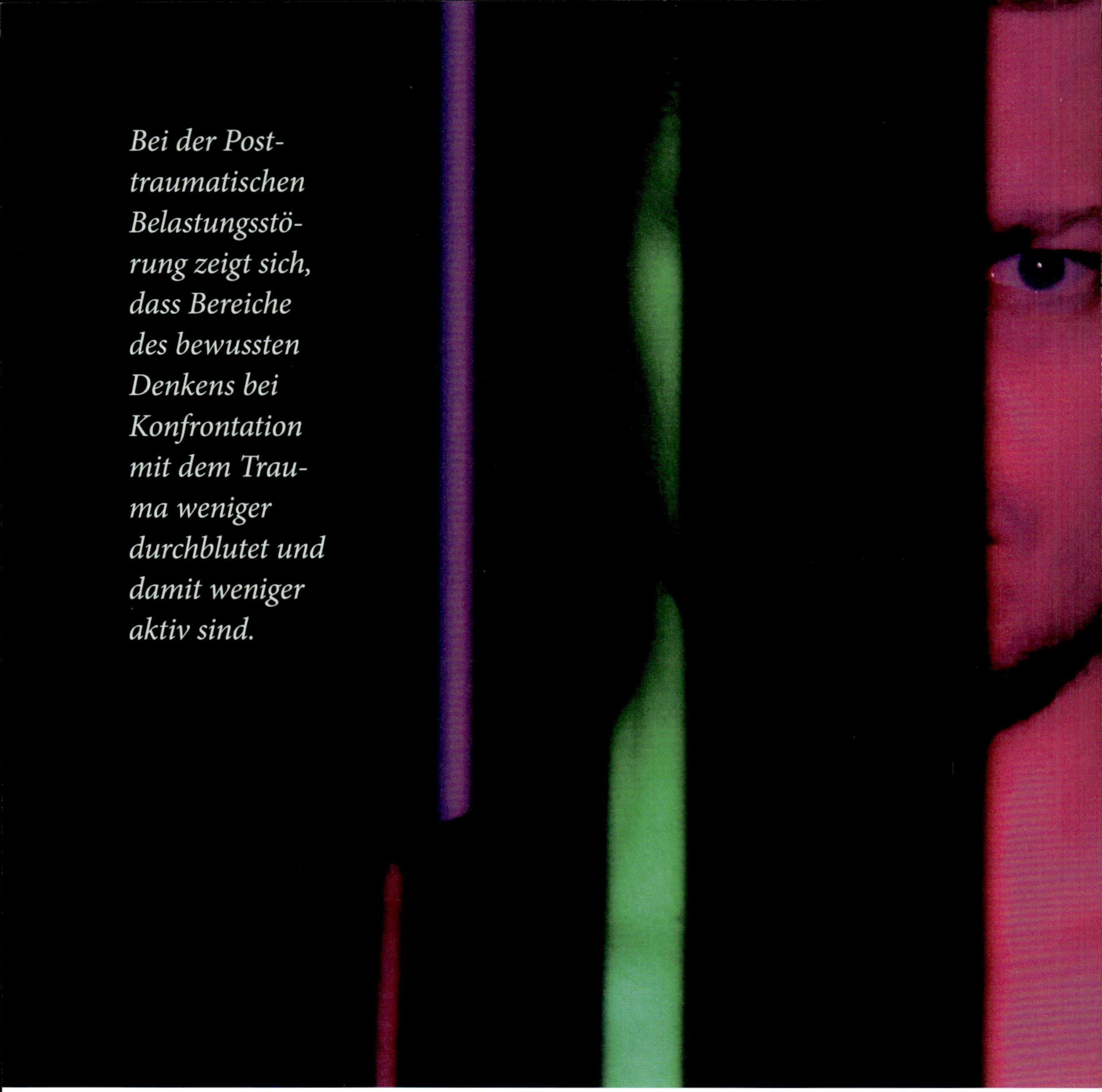

Traumafolgestörungen in der Bildgebung

Alexander Jatzko

Traumafolgestörungen und speziell die Posttraumatische Belastungsstörung (PTBS) wurden seit den ersten bildgebenden Forschungen nach dem Vietnamkrieg zunehmend mehr Beachtung geschenkt, da erstmalig psychische Veränderungen in gemessenen Bildern nachweisbar waren. In Deutschland hat sich nach der Flugtag-Katastrophe von Ramstein 1988 (Fuchs et al. 2001) eine neurobiologische Forschung etabliert als auch der Umgang mit Traumafolgestörungen verändert.

Schaut man sich die bildgebenden Studien zu Traumafolgestörungen an, zeigen sich in funktionellen Studien mittlerweile deutliche Befunde, die eine Abgrenzung zu anderen psychischen Erkrankungen zulassen. In hirnmorphologischen Studien bestehen weiterhin große Unsicherheiten

Leidfaden, Heft 1 / 2014, S. 12–15, © Vandenhoeck & Ruprecht GmbH & Co. KG, Göttingen, 2014, ISSN 2192-1202

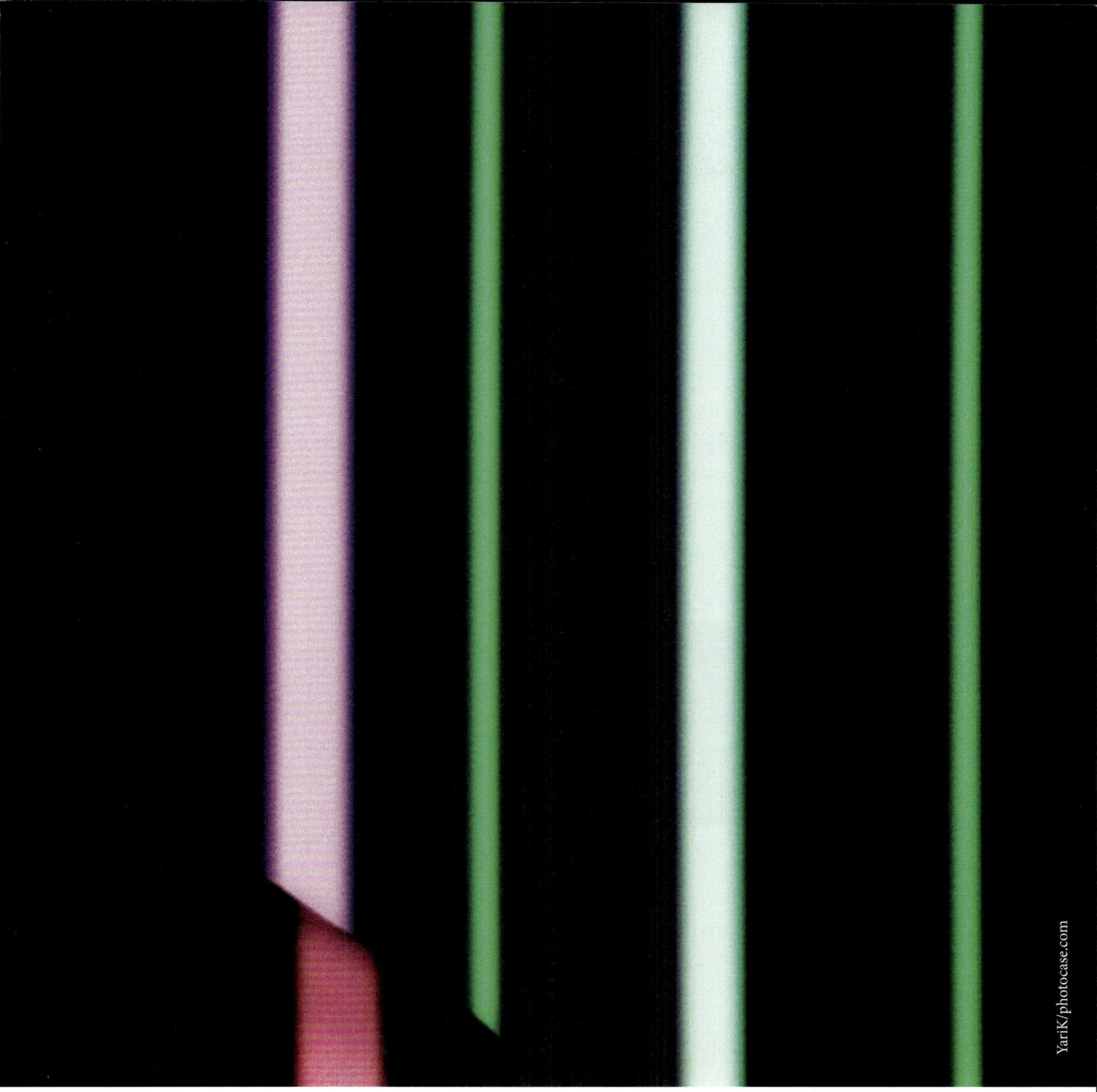

YariK/photocase.com

bei der Interpretation, ob und warum sich nach einem Trauma einzelne Hirnareale in ihrer Größe verändern. Gerade für Letzteres gibt es neue Hinweise, welche eine Vielzahl von teilweise gegensätzlichen Befunden in einem neuen Licht erscheinen lassen.

Funktionelle bildgebende Studien

In Metaanalysen, die eine Vielzahl von Studien zusammenfassen, konnten mehrere Regionen identifiziert werden, die bei der PTBS verändert sind (Etkin und Wager 2007). Insgesamt zeigen sich eine vermehrte Aktivität und Erregbarkeit von unbewussten emotionalen sowie episodischen Gedächtnisanteilen. Einer der Hauptakteure im emotionalen Gedächtnis ist der Mandelkern (Amygdala). Dieser reagiert bei Traumafolgestörungen bei negativen Reizen deutlich heftiger, was einen Teil der spezifischen Symptomatik bei PTBS erklären kann. Die Amygdala interpretiert neue Reize innerhalb von Millisekunden und gibt diesen die emotionale Bedeutung. Sie bereitet große Teile des Gehirns darauf vor, ob der nun ankommende Reiz wichtig ist und in welche Richtung das Großhirn denken soll.

Bei Traumatisierten zeigt sich die unbewusste, sehr mächtige emotionale Verknüpfungsstelle Amygdala verändert, wobei die PTBS-Symptome des sogenannten Hyperarousals sowie Intrusionen hier ihren neurobiologischen Ursprung haben.

Direkt hinter der Amygdala liegt im Gehirn der unemotionalere Gedächtnisorganisator Hippocampus. Auch dieser zeigt sich in seiner Funktion beeinträchtigt, wobei der Grad der Aktivierung, ob zu viel oder zu wenig, sich in verschiedenen Studien unterschiedlich darstellte.

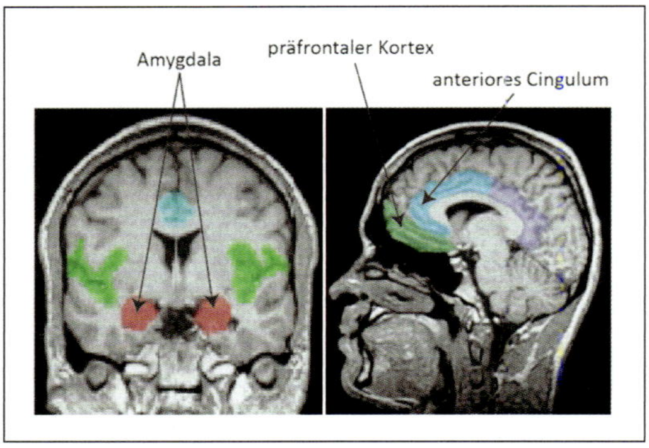

Auf der anderen Seite waren Anteile des bewussten Denkens im Frontalhirn (medialer und lateraler präfrontaler Kortex, anteriores Cingulum) bei Konfrontation mit dem Trauma deutlich weniger aktiv. Diese Hirnareale stehen in Verbindung mit der Amygdala und dem Hippocampus und kontrollieren diese auch. Bei PTBS zeigt sich nun, dass Bereiche des bewussten Denkens bei Konfrontation mit dem Trauma weniger durchblutet und damit weniger aktiv sind und somit die unteren Angst- und Gedächtniszentren nicht mehr in ausreichendem Maß kontrollieren können. Somit reagieren die unteren unbewussten Bezirke (Amygdala, Hippocampus), ohne dass das Großhirn richtig eingreifen kann. Bei anderen Angsterkrankungen, zum Beispiel bei einer Panikattacke, wird das Frontalhirn nicht heruntergefahren.

Liberzon et al. (1996) beschreiben Veränderungen der Hirndurchblutung eines Patienten, während er ein Flashback erlitt. Hierbei wurden Anteile des Frontalhirns weniger durchblutet, wobei die Region um Amygdala und Hippocampus deutlich mehr durchblutet war. Somit zeigt sich, dass während eines Flashbacks das Großhirn so weit herunterfährt, dass es nicht mehr richtig reagieren kann und dadurch die Erinnerungen an das Trauma als *jetzt erlebt* erscheinen.

Da auch das motorische Sprachzentrum ein Teil des Frontalhirns ist und in Studien ebenfalls bei Konfrontation mit einer traumatischen Situation sich vermindert aktiv zeigte (Shin et al. 1997), werden hierdurch die im klinischen Alltag gesehenen Schwierigkeiten von Patienten, sich bei Konfrontation sprachlich auszudrücken, erklärbar. Diese verminderte Aktivierung des Frontalhirns bei einem Traumaerlebnis zeigt sich so stabil, dass sogar in einer Untersuchung von Patienten mit multipler Persönlichkeit in der Traumapersönlichkeit das Frontalhirn bei Konfrontation mit dem Trauma weniger durchblutet wurde, in der normalen Alltagspersönlichkeit hingegen normal aktiv war (Reinders et al. 2003).

Somit haben viele der neuen Techniken zur Behandlung von Traumafolgestörungen, die eine Stärkung des bewussten Denkens fördern, einen direkten hirnphysiologischen Hintergrund. Dies kann auch Auswirkungen auf Akutsituationen haben, indem versucht werden kann, dass Betroffene das Großhirn nicht abschalten und im psychischen Schock verbleiben, sondern über eine Aktivierung des Großhirns die unteren Bezirke wieder kontrollieren und somit regulierend eingreifen können.

Morphologische Veränderungen des Gehirns bei Traumafolgestörungen

Eine Vielzahl von Studien war bestrebt, Veränderungen in der Größe von Hirnarealen zu untersuchen (Jatzko et al. 2006b). Bei der Amygdala konnte keine wirkliche Veränderung gesehen werden, beim Hippocampus sieht es anders aus. Hierbei ist anzumerken, dass der Hippocampus im Gehirn eine der aktivsten Regionen ist, wobei dort auch – im Gegensatz zum restlichen Gehirn – neue Nervenzellen entstehen können. Viele Studien konnten eine Verringerung des Hippocampusvolumens nachweisen.

Andere Studien konnten dies jedoch nicht bestätigen. Hierunter war eine Zwillingsstudie von Gilbertson et al. (2002) sowie unsere Untersuchung an massiv Traumatisierten der Ramstein-Katastrophe (Jatzko et al. 2006a), die keine Verminderung des Hippocampusvolumens zeigen konnten.

Dannlowski et al. (2012) brachten in diese verwirrenden Ergebnisse neue Erkenntnisse. So zeigten sie bei Menschen ohne Posttraumatische Belastungsstörung, dass, je mehr traumatische Erlebnisse in der Kindheit erlebt wurden, die Amygdala umso heftiger reagierte und der Hippocampus kleiner war. Somit sind nicht traumatische Erlebnisse im Erwachsenenalter entscheidend für die Größe des Hippocampus, sondern Erlebnisse in der Kindheit. Also wird der Hippocampus durch ein traumatisches Erlebnis nicht kleiner, sondern er zeigt sich durch traumatische Erlebnisse in der Kindheit verändert ausgebildet und verkleinert. Brown et al. (2009) konnten zeigen, dass bei mindestens sechs traumatischen Kindheitserlebnissen die Lebenserwartung um zwanzig Jahre verkürzt war.

Fazit

Traumafolgestörungen zeigen im Gegensatz zu anderen Angsterkrankungen bei Konfrontation mit dem Trauma eine Verminderung der Aktivität des Frontalhirns (zum Beispiel Bewusstsein, Sprechen) und eine vermehrte Aktivität des Angst- und Aggressionszentrums Amygdala sowie des Gedächtnisorganisators Hippocampus. Somit ist es wichtig, bei diesen Betroffenen gerade bei Konfrontation mit einem Trauma das bewusste Denken zu stärken und aktiv zu halten.

Des Weiteren hat sich gezeigt, dass traumatische Erlebnisse in der Kindheit das Volumen des Hippocampus im Erwachsenenalter verkleinern und die Lebenserwartung reduzieren können. Somit sollte unser Bewusstsein, Kinder besser vor traumatischen Situationen zu schützen, steigen.

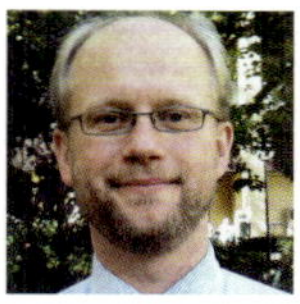

Dr. med. Alexander Jatzko, Facharzt für Psychiatrie und Psychotherapie, ist Leitender Arzt an der Klinik für Psychosomatik, Westpfalz-Klinikum Kaiserslautern.

E-Mail: ajatzko@westpfalz-klinikum.de

Literaturhinweise

Brown, D. W., Anda, R. F., Tiemeier, H., Felitti, V. J., Edwards, V. J., Croft, J. B., Giles, W. H.: Adverse childhood experiences and the risk of premature mortality. In: American Journal Preventive Medicine, 2009, 37 (5), S. 389–396. doi:10.1016/j.amepre.2009.06.021.

Dannlowski, U., Stuhrmann, A., Beutelmann, V., Zwanzger, P., Lenzen, T., Grotegerd, D. et al.: Limbic scars: Long-term consequences of childhood maltreatment revealed by functional and structural magnetic resonance imaging. In: Biological Psychiatry, 2012, 71 (4), S. 286–293. doi:10.1016/j.biopsych.2011.10.021.

Etkin, A., Wager, T.: Functional neuroimaging of anxiety: a meta-analysis of emotional processing in PTSD, social anxiety disorder, and specific phobia. In: American Journal of Psychiatry, 2007, 164 (10), S. 1476–1488. doi:10.1176/appi.ajp.2007.07030504.

Fuchs, R., Jatzko, H., Jatzko, S., Seidlitz, H.: Katastrophen-Nachsorge am Beispiel der Aufarbeitung der Flugtagkatastrophe von Ramstein 1988. 2., überarb. und erw. Auflage. Edewecht u. Wien 2001.

Gilbertson, M. W., Shenton, M. E., Ciszewski, A., Kasai, K., Lasko, N. B., Orr, S. P., Pitman, R. K.: Smaller hippocampal volume predicts pathologic vulnerability to psychological trauma. In: Nature Neuroscience, 2002, 5 (11), S. 1242–1247. doi:10.1038/nn958.

Jatzko, A., Rothenhöfer, S., Schmitt, A., Gaser, C., Demirakca, T., Weber-Fahr, W. et al.: Hippocampal volume in chronic posttraumatic stress disorder (PTSD): MRI study using two different evaluation methods. In: Journal of Affective Disorders, 2006a, 94 (1–3), S. 121–126. doi:10.1016/j.jad.2006.03.010.

Jatzko, A., Schmitt, A., Demirakca, T., Weimer, E., Braus, D. F.: Disturbance in the neural circuitry underlying positive emotional processing in post-traumatic stress disorder (PTSD). An fMRI study. In: European Archives of Psychiatry and Clinical Neuroscience, 2006b, 256 (2), S. 112–114. doi:10.1007/s00406-005-0617-3.

Liberzon, I., Taylor, S. F., Fig, L. M., Koeppe, R. A.: Alteration of corticothalamic perfusion ratios during a PTSD flashback. In: Depression and Anxiety 1996, 4 (3), S. 146–150. doi:10.1002/(SICI)1520-6394(1996)4:3<146::AID-DA9>3.0.CO;2-E.

Reinders, A. A. T. S., Nijenhuis, E. R. S., Paans, A. M. J., Korf, J., Willemsen, A. T. M., den Boer, J. A.: One brain, two selves. In: Neuroimage, 2003 20 (4), S. 2119–2125.

Shin, L. M.; Kosslyn, S. M.; McNally, R. J.; Alpert, N. M.; Thompson, W. L.; Rauch, S. L. et al.: Visual imagery and perception in posttraumatic stress disorder. A positron emission tomographic investigation. In: Archives of General Psychiatry, 1997, 54 (3), S. 233–241.

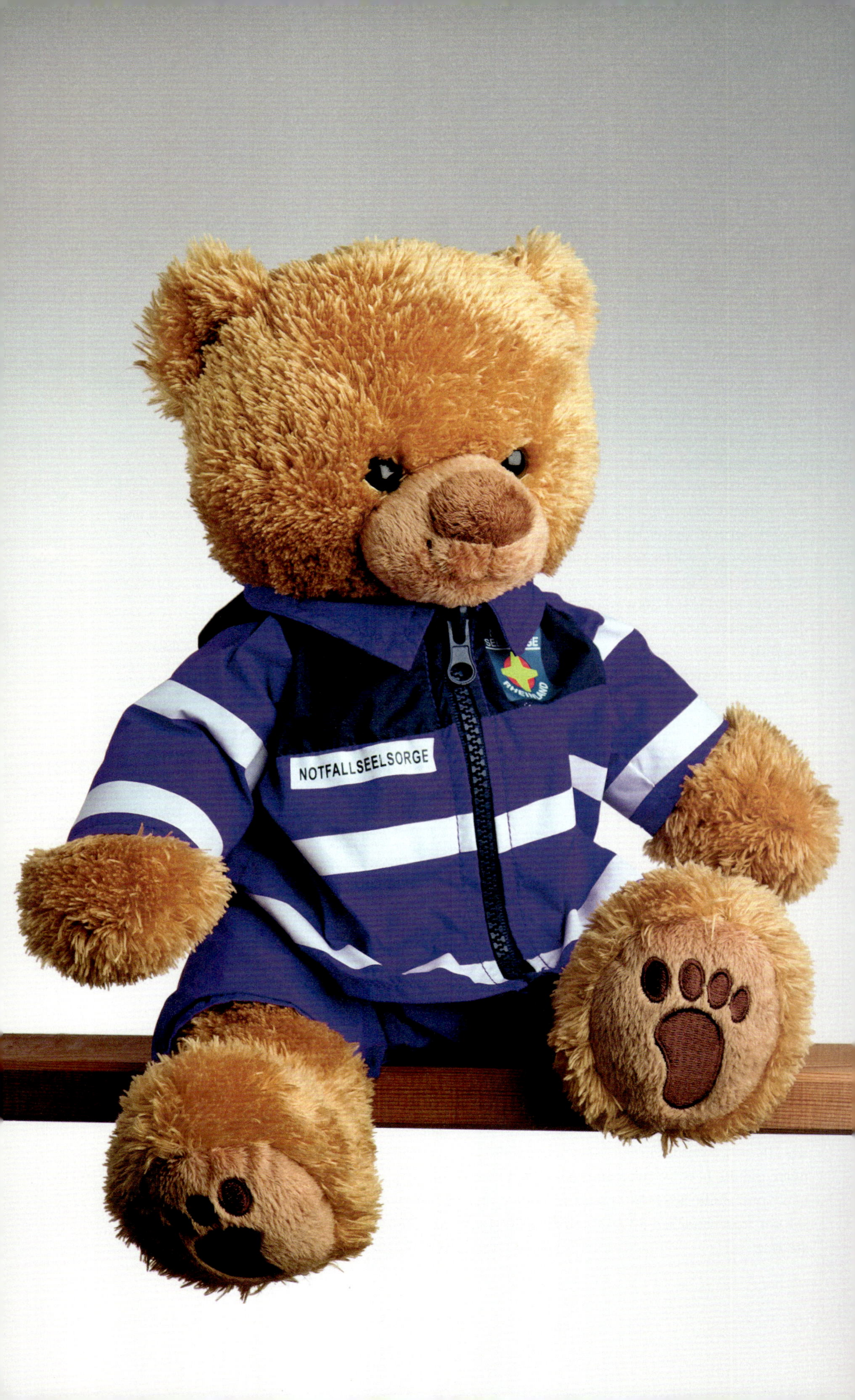
NOTFALLSEELSORGE

Notfallseelsorge

Wenn die Not Worte verschlingt

Ann-Carolin Boddenberg

Ein Arbeitstag

Wenn nachts um drei Uhr der Melder geht, weiß ich: Jetzt wird es ernst. Schnell anziehen, die Feuerwehrleitstelle anrufen, und schon sitze ich in meinem Auto und fahre los. Ein Einsatz wie so oft, und doch ist es jedes Mal wieder etwas Neues. Der Adrenalinspiegel steigt, die Atmung geht schneller. Ein Kind wird reanimiert, und da die Prognosen schlecht sind, ruft man die Notfallseelsorge zur Unterstützung der Eltern.

Als ich eintreffe, entscheidet man sich für den Abbruch aller ärztlichen Maßnahmen. Betroffenheit und Frust machen sich unter den Ärzten und Schwestern breit. Schweigend stehen wir um das Kind. Worte fehlen, hier gibt es im Angesicht des Todes nichts mehr zu sagen. Ich fange an zu beten, einige der Umstehenden gehen, andere falten die Hände und beten stumm mit. Als ich fertig bin, frage ich den Leitenden Arzt, was geschehen ist. Gemeinsam beschließen wir, zu den Eltern zu gehen, die in einem Nebenraum warten.

Die Aufgabe von Notfallseelsorgern und -seelsorgerinnen besteht (in diesem Fall) darin, den Eltern beizustehen. Zu versuchen den Tod begreifbar zu machen, da zu sein, das Geschehene mit auszuhalten. Wir leiten an, sich dem Kind zu nähern, es zu waschen, mit ihm zu reden, Tränen zuzulassen, Schweigen auszuhalten. Wir sind da, bleiben mit allen Sinnen wach und achten auf die Bedürfnisse der Eltern.

Nach einer Weile kommt die Frage auf: Warum unser Kind? Wir erfahren in dieser Situation oft sehr viel über den Toten, wir hören Geschichten darüber, was für ein Kind es war. Geschichten von schweren Geburten über das Lieblingsessen bis zur letzten Schulnote und den letzten Worten, gestern Abend beim Zubettgehen. Immer wieder die quälende Frage nach dem Warum. Dieses Warum ist schwer zu ertragen – es gibt keine Antwort.

Nach einiger Zeit kommen Gedanken an die Geschwister auf. Soll man sie benachrichtigen oder besser nicht? Sie sind noch so klein, sollen sie ihr totes Geschwister sehen? Nun beginnt für die Notfallseelsorge die Zeit zu helfen und ein soziales Netz aufzubauen. Die nächsten Angehörigen zu verständigen, die Geschwister kommen zu lassen, aber auch weiter entfernte Verwandte, Freunde, Bekannte. Oft bedarf es nur einiger weniger Anrufe. Schnell füllt sich der Raum, viele sind gekommen. Wenn es gewünscht wird, beten wir, wenn nicht, sind wir da. Halten hier die Oma im Arm, reden dort mit dem Nachbarn, lassen keinen allein. Es ist ein Kommen und Gehen. Erst wenn die Eltern gehen, der Tote vom Bestatter abgeholt wird, gehen auch wir.

Einsätze solcher Art gehen über viele Stunden.

Wann kommt die Notallseelsorge?

Ganz plötzlich ist nichts mehr, wie es war. Ein Familienmitglied, ein Kollege, ein Freund ist von einem auf den anderen Augenblick nicht mehr da. Betroffene können an ihre persönlichen Belastungsgrenzen gelangen und seelische Verletzungen erleiden.

Die Notfallseelsorge möchte nicht, dass Menschen

- mit ihrem Schicksal allein gelassen werden,
- an ihrem Schicksal verzweifeln,
- durch das Schicksal erkranken.

Leidfaden, Heft 1 / 2014, S. 16–20, © Vandenhoeck & Ruprecht GmbH & Co. KG, Göttingen, 2014, ISSN 2192-1202

Ich schreibe meinen Bericht und gehe duschen. Mir ist klar, dass für eine Familie das Leben ab heute anders wird. Ich werde in den nächsten Stunden und Tagen immer mal wieder an den Einsatz denken.

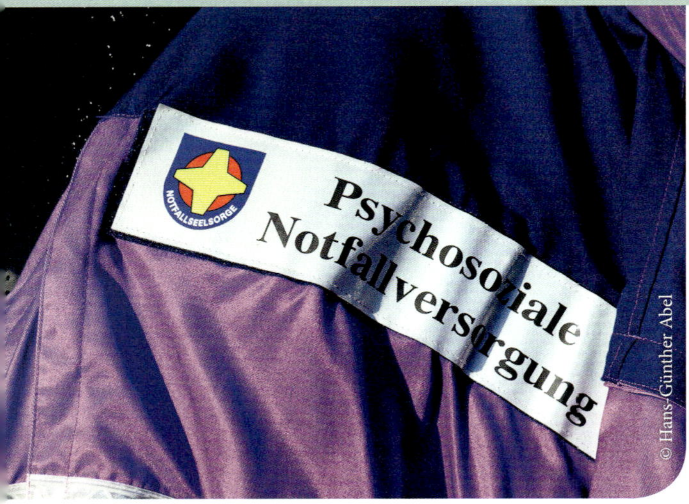

© Hans-Günther Abel

Die Notfallseelsorge leistet Beistand

- in Verlust- und Trauersituationen,
- nach Suiziden,
- in Krisensituationen,
- bei Schock und traumatischen Ereignissen.

Erste Hilfe für die Seele geschieht

- unaufdringlich,
- unentgeltlich,
- in absoluter Verschwiegenheit,
- überkonfessionell.

Hilfe in akuten Situationen

- Notfälle, bei denen Kinder oder deren Eltern betroffen sind;
- Notfälle, bei denen Angehörige ganz auf sich allein gestellt sind;
- Notfälle, bei denen Menschen psychisch traumatisiert werden;
- Ereignisse, die ein Überbringen von Todesnachrichten erforderlich machen.

In enger Zusammenarbeit mit Feuerwehr, Rettungs-Notarztdienst und der Polizei bietet die Notfallseelsorge an 365 Tagen rund um die Uhr schnelle Hilfe an.

Einsatzschwerpunkte

- Schwerer Verkehrsunfall mit oder ohne Todesfolge,
- Plötzlicher Säuglingstod,
- Wohnhausbrand,
- vermisstes Kind,
- Überbringen einer Todesnachricht,
- erfolglose Wiederbelebung (Reanimation),
- Hochwasser,
- plötzlicher häuslicher Tod,
- Bus-, Bahn-, Schiffs- und Flugzeugunglück.

Zur Situation nach dem Einsatz

Müde komme ich vier Stunden später von meinem Einsatz wieder nach Hause. Zuerst melde ich mich bei der Feuerwehrleitstelle wieder ab. Es ist sieben Uhr, ein neuer Tag beginnt. Menschen fahren zur Arbeit. Alles geht seinen gewohnten Gang. Ich schreibe meinen Bericht und gehe duschen. Mir ist klar, dass für eine Familie das Leben ab heute anders wird. Ich werde in den nächsten Stunden und Tagen immer mal wieder an den Einsatz denken. Ich werde die Schule informieren, den Kindergarten, den Pfarrer der Gemeinde. Ich werde aber auch in meinem Tag wieder Fuß fassen, da gibt es Termine, Besprechungen. Meine Kinder kommen am Wochenende, ich muss einkaufen und kochen.

Nach so einem Einsatz kann man als Notfallseelsorger/-in nicht einfach zur Tagesordnung übergehen. Vieles vom Erlebten klingt auch in uns nach. Deshalb ist es wichtig, dass wir Supervision bekommen. Auch das Gespräch mit dem Kollegen kann helfen. Was bleibt, ist aber auch eine tiefe Dankbarkeit dem eigenen Leben gegenüber.

Viele Namen für den gleichen Dienst

Der Dienst der Notfallseelsorge ist eigentlich eine pastorale Aufgabe. In der heutigen Zeit aber haben Pfarrer oft so viele andere Aufgaben, dass sie nicht auch noch Tag und Nacht zu Krisenfällen kommen können. Aus diesem Grund sind in den vergangenen Jahren immer mehr Teams auf die Idee gekommen, Ehrenamtliche gut auszubilden und in die Notfallseelsorge mit aufzunehmen.

Es gibt viele Namen für den gleichen Dienst. Aber alle haben das gleiche Ziel: Menschen in einer Krise nicht allein zu lassen, da zu sein. Jederzeit, rund um die Uhr.

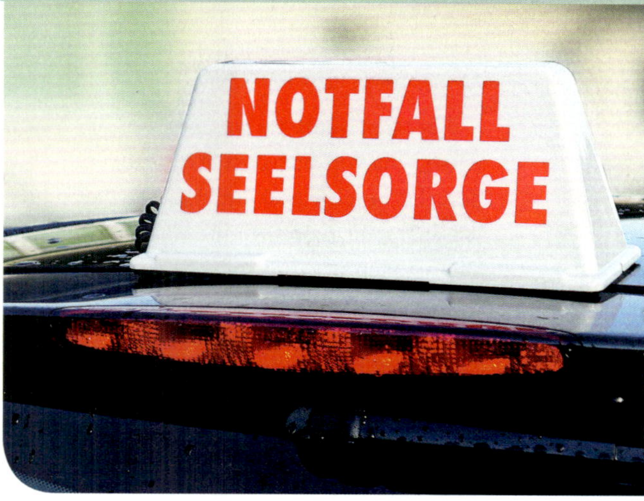

© Hans-Günther Abel

Mittlerweile gibt es Teams, die fast ausschließlich mit Ehrenamtlichen arbeiten.

In anderen Gebieten gibt es Open Teams, Kid-Teams, Kriseninterventionsdienste. Es gibt viele Namen für den gleichen Dienst. Aber egal, wie sie sich auch nennen, alle haben das gleiche Ziel: Menschen in einer Krise nicht allein zu lassen, da zu sein, so lange man gebraucht wird. Jederzeit, rund um die Uhr.

Gute Vernetzung und feste Institution

Viele Teams sind untereinander gut vernetzt. Wenn hier etwas passiert, kann ich über die Leitstellen der Feuerwehr viele Kilometer weiter einen Kollegen alarmieren lassen. In einer telefonischen Absprache klärt man, wie dann vor Ort weiter verfahren wird. Dass dies so gut klappt, liegt auch daran, dass sich die Koordinatoren der einzelnen Teams regelmäßig treffen. Einmal im Jahr treffen sich dann alle Koordinatoren zum Bundeskongress der Notfallseelsorge. Es gibt Vorträge zu bestimmten Themen und Workshops. Wichtig ist aber auch das persönliche Gespräch untereinander.

Ich denke, dass sich die Notfallseelsorge in den vergangenen Jahren hier in Deutschland zu einer festen Institution entwickelt hat. Gerade durch so schwere Unglücke wie den Tsunami 2004 und die Loveparade 2010.

Weniger aufsehenerregend, aber nicht unwichtiger sind die Einsätze, die Menschen jeden Tag erleben, die Krisen, die kommen, wenn von einer auf die andere Minute nichts mehr so ist, wie es vorher war – und es auch nie wieder so sein wird. Wenn das Leben wie im Vakuum steckenbleibt, wenn man gefangen ist in den eigenen Gefühlen, wenn nichts mehr geht – dann braucht es Menschen, die kommen und einfach nur da sind.

Beispiel: Eine Mutter erinnert sich

Als unser Sohn starb, war es, als ob die Welt aufgehört hätte, sich zu drehen. Ich konnte keine Worte hören, nur mein Kind sehen. Es war wie im Vakuum. Alles um mich war nicht real … Ich sah und hörte nichts.

Das Erste, was ich realisierte, war eine Hand. Sie führte die meine an die Wange meines Sohnes. Ich durfte ihn anfassen, er war warm … Da konnte ich weinen, schreien, toben. Ich war so unendlich allein, einsam, wütend, traurig. Die Gefühle waren ein einziges Chaos.

Ich hörte mich wie von weit her schreien. Jemand bot mir Halt an; eine Hand, einen Arm – ein Gesicht konnte ich nicht sehen. Ich weiß nicht, wie lange ich da so stand, irgendwann konnte ich einzelne Worte hören. Ein Arzt, der mir erklären wollte, was geschehen war; ich sah ihn, verstand aber seine Worte nicht. Als er ging, war ich verwirrt – was hatte er gesagt, was wollte er von mir? War ich SCHULD am Tod meines Sohnes?

Mir wurde schwindelig, man gab mir einen Hocker, ich konnte sitzen. Von irgendwoher bekam ich Taschentücher und einen Schluck Wasser. Vor mir lag mein Sohn, tot, soviel hatte ich mittlerweile verstanden. Was jetzt? Wie sollte es jetzt weitergehen?

Ich sah einen Mann, ich sah, dass ich seine Hand umklammert hielt. Er war einfach da. Wie lange wir so da gesessen haben, kann ich nicht mehr sagen. Irgendwann fragte er mich nach dem Vater. Er bot an, ihn von einem Kollegen holen zu lassen. So machten wir es dann auch.

Als mein Mann da war, half uns der Mann dabei, uns von unserem Sohn zu verabschieden. Er brachte warmes Wasser, Seife und Waschlappen, damit wir ihn waschen konnten. Dann zogen wir ihm seine Sachen wieder an, obwohl sie vom Spielen noch etwas schmutzig waren. Zwei Knöpfe von seinem Hemd waren abgerissen, ich suchte sie am Boden und fand sie auch, ich legte sie auf das Hemd. Nach einer Weile fragte der Mann nach Geschwistern. Sie waren bei der Nachbarin. Ich hatte sie rübergeschickt, damit sie nichts mitbekamen. Der Mann riet uns, die Kinder und die Nachbarin kommen zu lassen. Ich dachte: »Nein, doch nicht die Kleinen, die verstehen das doch gar nicht.«

Er erklärte mir aber, wie wichtig es ist, dass auch sie ihren toten Bruder sehen konnten, um sich zu verabschieden. Da wir nicht länger auf der Intensivstation bleiben konnten, wechselten wir in die Kapelle. Erst viel später erfuhr ich, dass der Gottesdienst, der dort zu dem Zeitpunkt abgehalten wurde, abgebrochen worden war. Der Mann hatte mit dem Pfarrer gesprochen und der hat sich bereit erklärt, auch für uns da zu sein. Wir wechselten in die Kapelle und alle kamen, alle. Omas und Opas, die kleinen und die größeren Geschwister, Freunde, Nachbarn, Verwandte. Es war überwältigend zu sehen, wer alles kam und uns hielt, uns beistand … Ich wusste gar nicht, wo die alle herkamen, aber es war tröstlich, nicht allein zu sein. Der Pfarrer segnete unseren Sohn. Wir konnten so lange bleiben, wie wir wollten.

Irgendwann sah ich den Mann wieder, er wollte sich von mir verabschieden. Er nahm mich in den Arm und wir weinten beide. Das hat sehr gut getan. Er sagte mir noch, dass er sich am kommenden Morgen auch um die Schule kümmern würde. Ich war erleichtert – daran hatte ich noch gar nicht gedacht.

Als der Mann schon fast weg war, fiel mir ein, dass ich noch nicht mal wusste, wer er war. Als ich nach ihm rief, kam er auch gleich und dann erfuhr ich, dass er von der Notfallseelsorge kam. Bis dahin hatte ich von so einem Dienst noch nie etwas gehört.

Das nächste Mal, als ich den Mann wiedersah, war auf der Beerdigung unseres Sohnes. Ich bedankte mich noch mal sehr für sein Dasein, sein Mitaushalten.

Ich finde den Dienst der Notfallseelsorger-/innen sehr wichtig und würde mir wünschen, dass es noch viel mehr Menschen gäbe, die diese Arbeit unterstützen könnten.
(Quelle: Notfallseelsorge Rheinland)

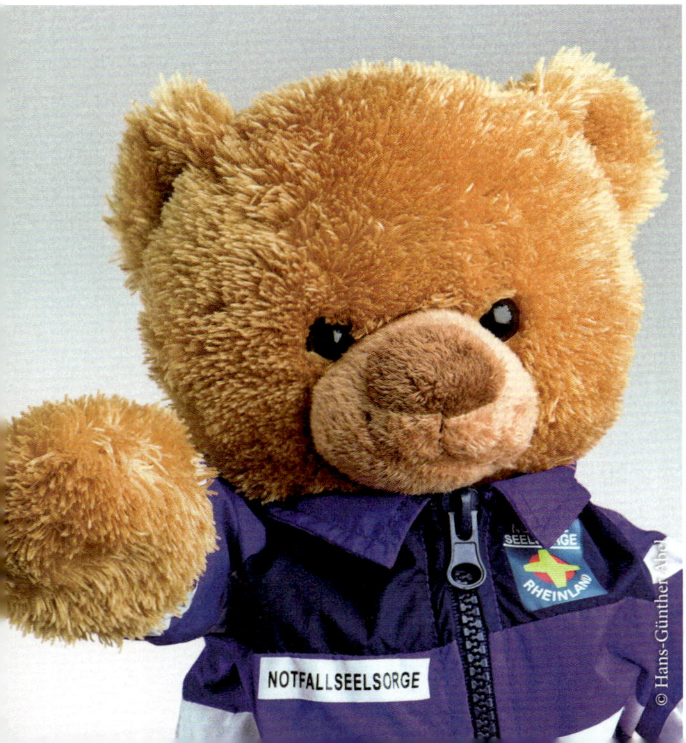

© Hans-Günther Abel

Mitarbeitsmöglichkeiten

Wenn Sie sich für die Mitarbeit in oder finanzielle Unterstützung der Notfallseelsorge interessieren, dann können Sie über die Feuerwehr oder die Kirchen Ihrer Stadt weitere Informationen bekommen.

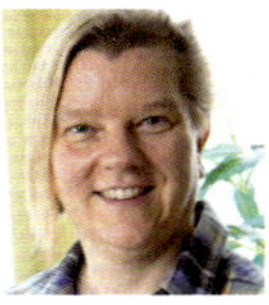

Ann-Carolin Boddenberg ist Leiterin und Koordinatorin der Notfallseelsorge im Evangelischen Leverkusen. Sie ist Krankenpflegehelferin, Fachberaterin Psychotraumatalogie, Sterbe- und zertifizierte Trauerbegleiterin, CISM (Critical Incident Stress Management), Klangtherapeutin.

E-Mail: ann-carolin.Boddenberg@kirche-leverkusen.de

Der Holocaust – ein schweres Erbe für die Nachkommen der Überlebenden

Peter Pogany-Wnendt

Die Würde des Menschen ist unantastbar!

Zwischenmenschliche Beziehungen beruhen auf etwas zutiefst Menschlichem: auf Anerkennung des Anderen als menschliches Wesen, ausgestattet mit der grundsätzlichen Fähigkeit zur Liebe und Menschlichkeit. Diese grundlegende, jedem Menschen innewohnende Befähigung macht den »unantastbaren« inneren Wert einer jeden Person aus, den wir *Würde* nennen:

> *Unter Würde verstehe ich einen grundsätzlichen inneren Wert, der jedem Menschen natürlicherweise aufgrund seiner potenziellen Möglichkeit zu lieben, menschlich und mitfühlend zu sein, zukommt. Sie impliziert das natürliche Recht, als Mensch geachtet zu werden.*

Vernichtung des Menschen

Extrem traumatische Einwirkungen bei Individuen oder Gruppen – wie sie im Holocaust geschehen sind – zielen nicht nur auf die physische Vernichtung des Anderen. Sie sind nur möglich, weil die Täter den Opfern jede Berechtigung, als Mensch anerkannt zu sein, und damit den Besitz einer Würde absprechen. Sie bezwecken vor allem die Vernichtung des Menschseins in den Opfern. Das Gefühl, als Mensch jeden Wert für den Anderen verloren zu haben, macht den Kern der Traumatisierung aus. Während das Opfer auf diese Weise traumatisiert wird, verliert der Täter seine humane Orientierung – er entmenschlicht sich selbst.

Die Opfer des Holocaust rangen nicht nur um den Erhalt ihres Lebens, sondern auch ihrer Würde. Der Holocaust war einzig und allein die Ausgeburt einer perversen Ideologie, die ihre Anhänger zu »Herrenmenschen« erhob und ihnen die Berechtigung zusprach, andere zu vernichten. Menschen wurden ausschließlich aufgrund ihrer Zugehörigkeit zu einer Gruppe oder Gemeinschaft, die die Nazis für »minderwertig« und »nicht lebenswert« hielten, verfolgt und ermordet. Sie waren ihren Peinigern und den Verbrechen, die an ihnen begangen wurden, völlig ausgeliefert. Die Erfahrung der absoluten Ohnmacht machte es den Überlebenden so schwer, je mit dem Erlebten fertig zu werden.

Katastrophe ohne Logik

Für die Überlebenden war der Holocaust eine »Katastrophe ohne Logik« und hinterließ tiefe, schmerzliche, unheilbare Wunden, Schädigungen an Körper und Seele, als Folge der Folter und des unbeschreiblichen Leids, dem sie über Jahre ununterbrochen ausgesetzt waren. Sie blieben in tiefer, kaum bewältigbarer Trauer und mit dem unstillbaren Schmerz der Verluste ihrer liebsten Menschen zurück – Kinder, Eltern, Geschwister, Verwandte, Freunde. Ihre Welt war grundlos endgültig und irreparabel zerstört worden. Sie konnten das, was mit ihnen geschah, in keinen Sinnzusammenhang einordnen. Und sie blieben sehr einsam zurück; nicht nur, weil sie zum Teil keine Angehörige mehr hatten und oftmals Heimat und Besitz verloren, sondern auch, weil sie kaum geeignete Worte fanden, um das zu beschreiben, was ihnen in den albtraumartigen Jahren der Verfolgung widerfahren war. Und wenn sie Worte dafür fanden, konnten sie diese vielfach

Leidfaden, Heft 1 / 2014, S. 21–24, © Vandenhoeck & Ruprecht GmbH & Co. KG, Göttingen, 2014, ISSN 2192-1202

nicht aussprechen, weil sie an dem sie begleitenden Schmerz zerbrochen wären. Das Alleinsein mit dem Schmerz war vermutlich das Schlimmste. Eine »Verarbeitung« des Erlebten war meist nicht möglich – allzu gewaltig war das erlittene Leid gewesen. Sie gaben es ihren Kindern unbewusst weiter.

Unerfüllbare Bedürfnisse der Überlebenden

Die Kinder der Überlebenden waren mit existenziell tief verunsicherten Eltern konfrontiert. Sie waren körperlich und seelisch teilweise schwer verwundet worden. Die Verfolgung hinterließ nicht nur Schmerz, Trauer und Angst, sondern auch verständlichen Hass auf die Täter und Rachegefühle. Rache stand selten im Mittelpunkt ihrer Bemühungen nach dem Ende des Horrors. Vielmehr setzten die Opfer ihre verbliebenen Kräfte in die Erneuerung und die Herstellung eines menschenwürdigen Lebens ein. Aber die Fähigkeit zu trauern hatte nach einer Katastrophe solchen Ausmaßes Grenzen. Die Überlebenden-Eltern befanden sich daher in größter emotionaler Not und hatten, nach dem unmenschlichen

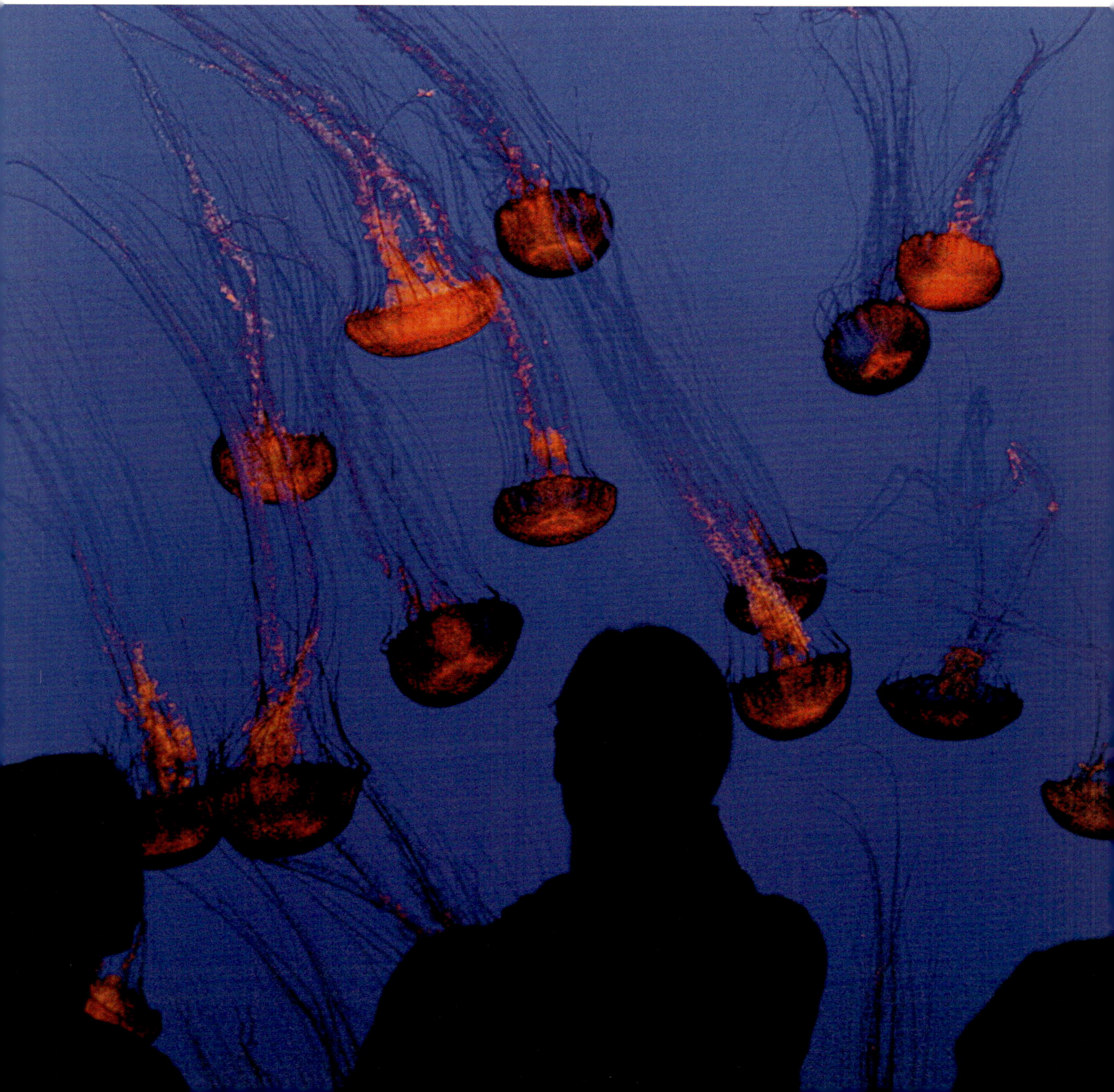

Leid, das sie hinter sich gelassen hatten, ein unermessliches Bedürfnis nach menschlicher Wärme, Geborgenheit und Sicherheit. Aber sie konnten meist nicht darüber sprechen.

Ihre Kinder waren mit dem Schweigen konfrontiert. Oder die Eltern erzählten unaufhörlich dieselben stereotypen Geschichten, die ihre Kinder erschlugen, weil sie nie ein Ende hatten.

Die Kinder wurden zum Symbol für die Rückkehr ins Leben. In ihrer Not und aus der Hilflosigkeit heraus belasteten die Eltern tragischerweise ihre Kinder mit ihrem Schmerz. Sie suchten in ihren Kindern die Liebe, die sie dringend benötigten. In ihnen suchten sie Trost. Wo konnten sie sonst Trost finden? Die Kinder sollten ihnen die Kraft zum Weiterleben und ihrem Leben einen Sinn geben. Nicht selten wurden die Neugeborenen mit dem Wunsch belegt, verlorene Angehörige, insbesondere verlorene Kinder, zu ersetzen.

Über die Kinder versuchten die Überlebenden den Glauben an das Menschliche wiederzugewinnen. Sie legten in sie die Erwartung hinein, »etwas Besonderes zu werden«, damit sie in irgendeiner Form für ihr Leid »entschädigt« würden. Ihre Kinder sollten ihnen Freude bereiten. Verhängnisvollerweise überfrachteten sie ihre Kin-

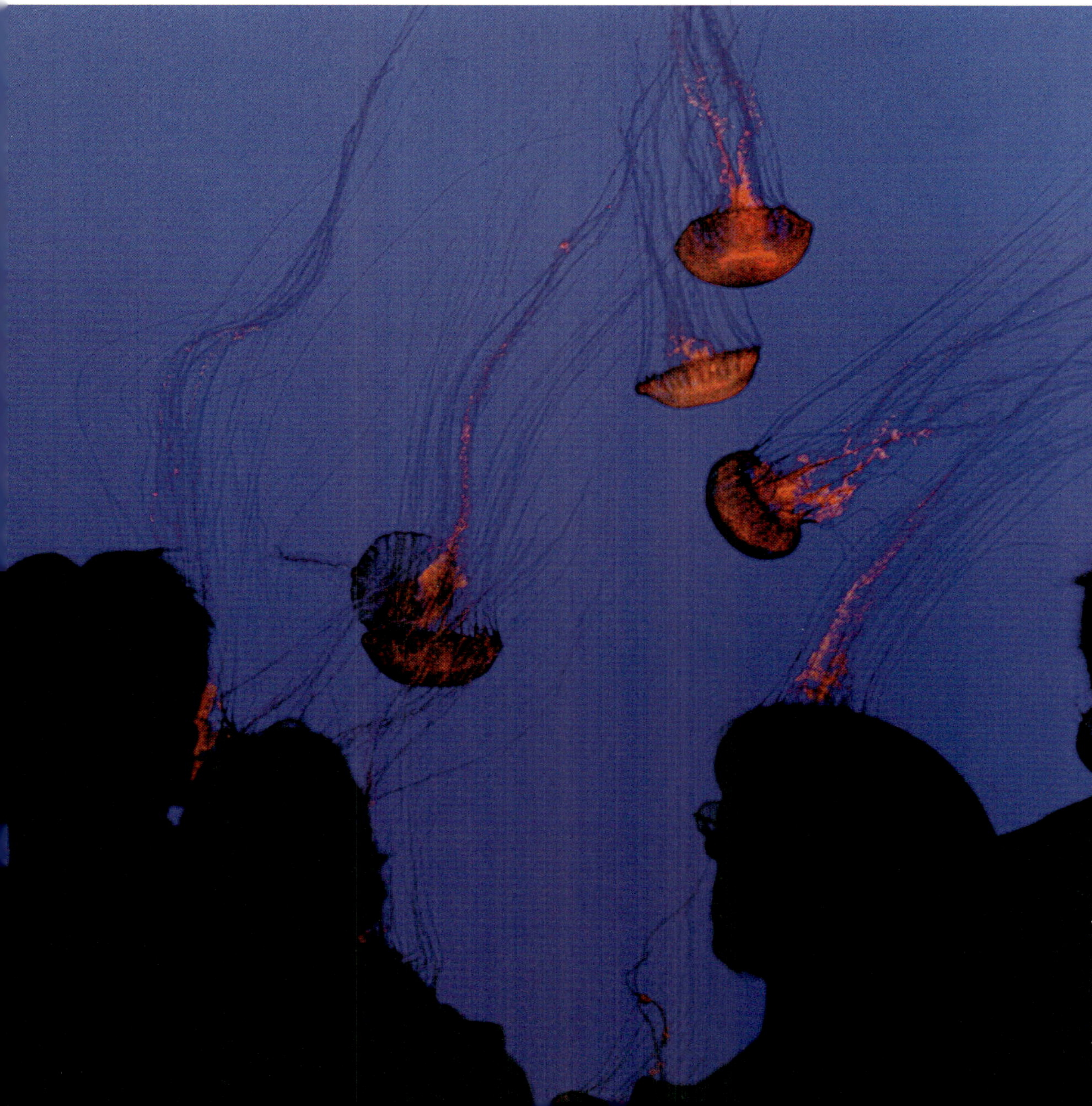

der mit (unbewussten) Erwartungen, die diese natürlich nicht erfüllen konnten. Und sie trugen destruktiven Hass in sich, mit dem sie unbewusst ihre Kinder belasteten.

Die Überlebenden waren so stark von ihrem Schmerz besetzt, dass sie die Bedürfnisse und die Nöte des Kindes oftmals nicht ausreichend wahrnehmen konnten. Sie zwangen ihre Kinder unbewusst, sich emotional um sie zu kümmern. Tragischerweise reichte jedoch die »Fürsorge«, die die Kinder ihren Eltern entgegenbrachten, nie aus, um ihre emotionale Not zu stillen. So fühlten sich die Kinder, bei allem Bemühen, die Eltern glücklicher zu machen, ständig als Versager. Egal wie groß die Liebe war, die sie in ihre Eltern investierten, sie reichte nie aus, um sie von ihrem Leid zu befreien. Das ist vermutlich das zentrale emotionale Dilemma der Kinder von Überlebenden: ihren Eltern niemals genug Liebe gegeben haben zu können, um sie von deren Schmerz zu erlösen.

Die schwere Last der Nachkommen

Unter diesen Bedingungen konnten viele Kinder von Überlebenden keine autonome Identität entwickeln. Ein selbstbestimmtes Leben zu beanspruchen, kam einem »Verrat« an den bedürftigen Eltern gleich. Die unheilbar verwundeten Eltern sollten ein Leben lang getragen werden. Daher wurde die Auseinandersetzung um die Loslösung oftmals entweder gemieden oder sie fand in einer besonders aggressiven Form statt, wenn die Kinder mit aller Macht gegen die Vereinnahmung rebellierten.

Die Angst der Verfolgung saß den Überlebenden ein Leben lang tief in den Knochen; viele lebten in der Angst, dass sich der Schrecken wiederholen könnte. Die Angst der Eltern bedeutete für die Kinder selbst eine Bedrohung. Daher versuchten sie instinktiv ihre Eltern zu trösten und zu beruhigen.

Was können Kinder von Überlebenden mit dieser schweren Last tun? Es ist schwer, sich von ihr zu befreien, denn jeder Versuch, sich von dieser Last zu trennen, erzeugt nicht nur starke Schuldgefühle, sondern auch Schamgefühle, als ob man die Liebe zu den Eltern verraten würde. Ich habe selbst, als Sohn von Überlebenden-Eltern, einen langen und schmerzlichen Prozess durchmachen müssen, bis ich mich von diesem Erbe allmählich befreien konnte. Ich habe verstanden, dass ich nichts tun kann, um die leidvolle Geschichte meiner Eltern ungeschehen zu machen. Ebenso wenig kann ich ihnen den Schmerz nehmen. All dies auf meinen Schultern zu tragen, entlastet meine Eltern nicht im Geringsten. Ich muss sie daher mit ihrer Geschichte allein lassen. Es war eine schmerzliche Erkenntnis. Aus diesem Schmerz erwuchs allmählich das Mitgefühl für ihr tragisches Schicksal. In mir entstand ein eigener Schmerz darüber, dass die Menschen, die ich liebe, so unsäglich leiden mussten. Ich werde ihre qualvolle Geschichte niemals vergessen. Aber ich kann sie ihnen nicht abnehmen.

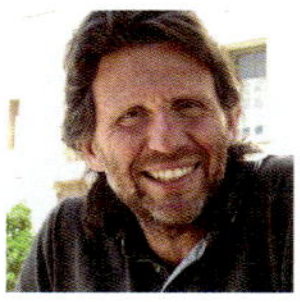

Peter Pogany-Wnendt wurde 1954 in Budapest/Ungarn als Sohn von Holocaust-Überlebenden geboren. Er ist seit 1996 niedergelassener Psychotherapeut in Köln. Er ist Gründungsmitglied und Erster Vorsitzender des Arbeitskreises für Intergenerationelle Folgen des Holocaust, ehem. PAKH e. V. Im Rahmen der Vereinsarbeit befasst er sich seit Jahren mit den Folgen der transgenerationellen Weitergabe des Holocaust für den Dialog zwischen den Nachkommen der Täter und der Überlebenden.

E-Mail: contact@pakh.de

Eine Gratwanderung

Aus der Einsamkeit des Schweigens über gemeinsame Trauer zur inneren Freiheit

Beata Hammerich

Erfahren habe ich es eher zufällig von einer Cousine, als wir Teenager waren. Das war eine peinliche Situation für mich. Meine Mutter hatte uns unsere jüdischen Wurzeln und damit auch alles andere, was damit zusammenhing, verschwiegen, weil sie uns schützen wollte. Das habe ich ihr lange übel genommen. Ich fühlte mich betrogen und ausgeliefert. Inzwischen kann ich es auf dem Hintergrund ihrer Geschichte nachvollziehen und auch anerkennen. Sie hat sich als getauftes jüdisches Kind in der Slowakei während des Holocaust verstecken müssen und dabei ist sie bis heute geblieben. Nach wie vor soll niemand wissen, wer wir sind.

Zunächst verweigerte meine Mutter, über ihre persönlichen Erlebnisse zu sprechen. Sie sagte, sie könne es nicht, es sei ihr zu schwer. Stattdessen versorgte sie mich mit entsprechender Literatur. Zunehmend bedrängte ich sie mit Fragen und sie begann sich allmählich zu öffnen. Inzwischen hat sie uns viel erzählt und beantwortet jederzeit bereitwillig alle unsere Fragen. Sie hat für ihre Kinder und Enkel ihr »Vermächtnis« auf Band diktiert und ermutigt andere Überlebende, es auch zu tun, mit dem Hinweis, wie gut es ihr letztendlich getan hat trotz aller Trauer und Schmerz, die dabei hochgekommen waren.

Sie hat ihre Geschichte bei der Verleihung der Auszeichnung »Gerechter unter den Völkern« für den Retter unserer Familie in Bratislava öffentlich vorgetragen. Es hatte mich viel Mühe gekostet, sie zu überzeugen, es selbst zu tun. Sie spricht innerhalb der Familie offen darüber, was die Familie im Holocaust erlebt und erlitten hat. Nach außen verschweigt sie es weiterhin unerbittlich.

Ich habe sicher viele Ängste meiner Mutter übernommen, die mir unbewusst transgenerationell vermittelt worden sind. Auch ich bin zurückhaltend, wenn es darum geht, über die Geschichte meiner Familie zu sprechen. Ich muss mir sicher sein, dass ich meinem Gesprächspartner vertrauen kann. Dabei habe ich keine Angst, angegriffen zu werden. Es geht eher um die Frage, wie behutsam mit diesem Thema umgegangen wird, damit ich nicht riskiere, mich bloßgestellt zu fühlen. Scham ist ein wichtiges und schwieriges Gefühl in diesem Zusammenhang.

Die immensen Demütigungen, denen die Überlebenden ausgesetzt gewesen waren, und die daraus resultierenden Gefühle von Beschämung sind sicherlich ein entscheidender Faktor für das über lange Zeit weitverbreitete Schweigen der Betroffenen. Die Unmöglichkeit, Worte zu finden für das Grauen, sowie mangelndes Verständnis der Umwelt kommen noch erschwerend hinzu. Als Kind von Überlebenden spürt man vieles, ohne es zu verstehen, und reagiert entsprechend darauf. Im Vordergrund steht meist das Gefühl, die Eltern nicht belasten zu dürfen, sie schonen zu müssen. Je mehr man weiß, desto besser kann man die Zusammenhänge erkennen und sich dort, wo es notwendig ist, lösen und befreien.

Es ist auch sehr wohltuend, die Erfahrung zu machen, dass man doch auch etwas für die Schwersttraumatisierten tun kann. Durch echtes Interesse, direkte Fragen und die Bereitschaft, das, was man zu hören bekommt, und beson-

Leidfaden, Heft 1 / 2014, S. 25–27, © Vandenhoeck & Ruprecht GmbH & Co. KG, Göttingen, 2014, ISSN 2192-1202

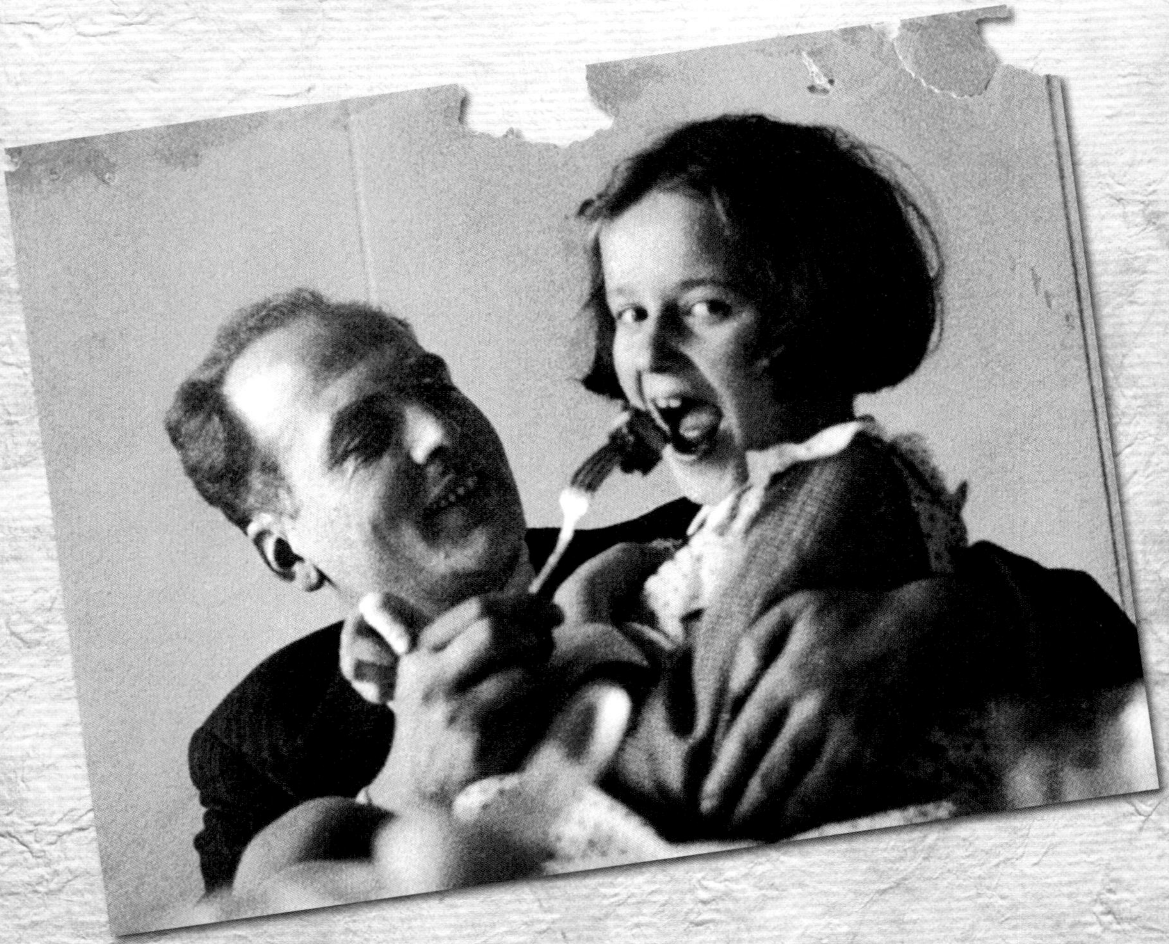

Vojtech »Bela« Kolenka *kam 1934 als junger Verkäufer ins Geschäft meines Großvaters und wurde zum geliebten Familienmitglied. Er vermittelte den Kontakt zum griechisch-katholischen Bischof Gojdič, der den Aufenthalt der Kinder im Kloster sowie die Ausnahmegenehmigung ermöglichte, wodurch die ganze Familie eine Zeit lang vor den Transporten in Vernichtungslager geschützt war. Bela wurde zum offiziellen Arisator des Geschäfts und sorgte, couragiert wie er war, während des Krieges für das Überleben nicht nur unserer Familie.*

ders die Gefühle, die dadurch auf beiden Seiten ausgelöst werden, auszuhalten, kann man den Überlebenden den Zugang zu ihrer Trauer erleichtern. Das kann sich als durchaus heilsam erweisen, trotz aller Begrenzung, oder zumindest als entlastend für die Überlebenden. Man selbst fühlt sich dann nicht mehr so absolut ohnmächtig dem Leid gegenüber.

Ich habe über lange Zeit alles verschlungen, was es zu diesem Thema zu lesen oder zu sehen gab. Das hat sich inzwischen verändert. Ich betrachte es als Fortschritt, dass ich mich heute mehr abgrenzen kann. Der Holocaust sollte nicht das ganze Leben bestimmen. Es ist wichtig, sich damit und mit all den daraus folgenden Auswirkungen offen und ehrlich auseinanderzusetzen. Nur so kann Destruktives erkannt und reduziert werden. Trotz aller Trauer und Schmerz habe ich die Auseinandersetzungen als befreiend und hilfreich empfunden. Auch von allen Überlebenden, mit denen ich zu tun hatte und habe, ist mir diese Erfahrung immer bestätigt worden. Gleichzeitig halte ich eine gewisse Distanz für dringend notwendig. Diese muss aber immer wieder neu errungen werden. Es ist keine leichte Gratwanderung.

Heute haben wir eher das umgekehrte Problem. Die Erlebnisse von damals sind sehr präsent. Fast täglich kommt meine Mutter darauf zu sprechen und dann wird sie von der Trauer überflutet. Die Überlebensschuld spielt in diesem Zusammenhang eine große Rolle. Erinnerungen an Menschen aus dem Familien-, Freundes- und Bekanntenkreis, die umgekommen sind, schwächen nicht ab. Auch die Erinnerungen an traumatisierende Ereignisse verblassen keineswegs. Ich habe eher den Eindruck, dass die Abwehr und damit der Schutz bei den inzwischen ins hohe Alter gekommenen Überlebenden nachlassen. Sie waren wie auch meine Mutter damals Kinder.

Beim Diktieren ihrer Erlebnisse vor einigen Jahren, womit sie auch den Toten ein Gedenken setzen wollte, war der Blutdruck meiner Mutter bedrohlich entgleist. Es ist sehr wichtig geworden, auf eine angemessene Begrenzung dieses belastenden Themas zu achten.

Die Kinder der damaligen Täter habe ich immer als Opfer gesehen aufgrund der schweren Bürde, die sie zu tragen haben. Ich habe Mitgefühl und Hochachtung für diejenigen, die sich so mutig und tapfer mit der belastenden Geschichte ihrer Eltern auseinandersetzen, wie ich es bei manchen erlebe.

Durch die offene, um Verständnis und Einfühlung ringende Auseinandersetzung mit meinen Kollegen im Arbeitskreis für Intergenerationelle Folgen des Holocaust, ehem. PAKH e. V., Kindern von sowohl Überlebenden als auch von Tätern oder Mitläufern, bin ich viel sicherer geworden im Umgang mit diesem Thema. Das hat mich gestärkt, auch im Hinblick auf meine Geschichte aktiver auf andere zuzugehen, mutiger Fragen zu stellen und keine Angst vor der Trauer zu haben.

Sowohl für die Überlebenden als auch für mich selbst hat es sich als außerordentlich hilfreich erwiesen.

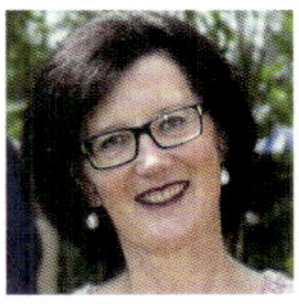

Beata Hammerich, Diplom-Psychologin, ist in Prag geboren und 1968 mit der Familie nach Deutschland geflüchtet. Sie arbeitet als Psychoanalytikerin in eigener Praxis in Köln und ist Vorstandsmitglied des Arbeitskreises für Intergenerationelle Folgen des Holocaust, ehem. PAKH e. V.

E-Mail: beata.hammerich@web.de

Bei Flüchtlingen ist die Wahrscheinlichkeit erhöht, mit traumatischen Ereignissen konfrontiert zu werden und in deren Folge eine Posttraumatische Belastungsstörung auszubilden.

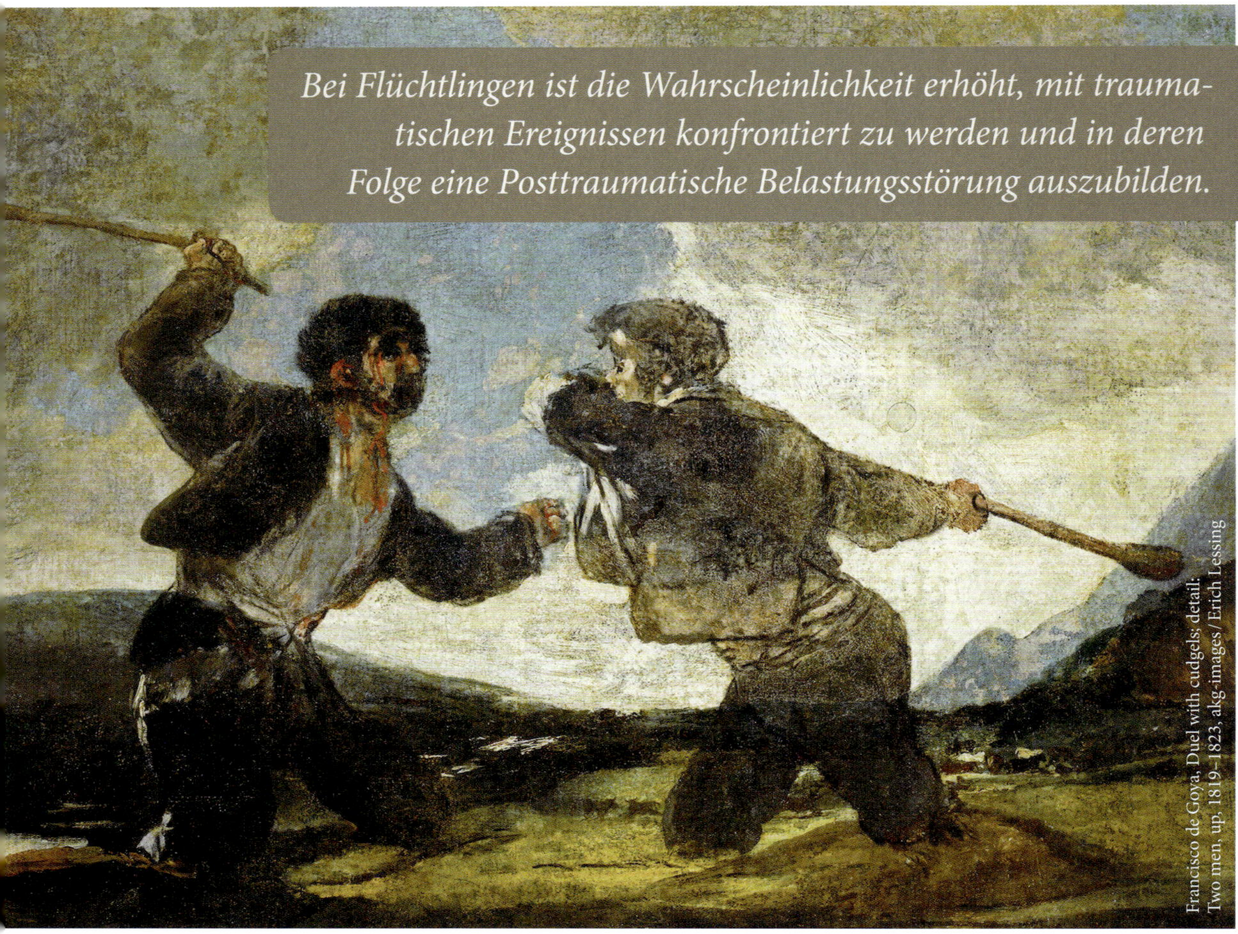

Francisco de Goya, Duel with cudgels, detail. Two men, up. 1819–1823, akg-images / Erich Lessing

Bewaffneter Konflikt und Trauer

Beratung und Therapie mit Flüchtlingen

Ibrahim Özkan und Maria Belz

Traumatisierung durch Migration und Fluchtgeschichte

Bewaffnete Konflikte sind mitverantwortlich für die weltweit existierenden Migrationsbewegungen. Im Jahr 2012 wurden in Deutschland 64.539 Asyl-Erstanträge gestellt (Bundesamt für Migration und Flüchtlinge 2013). Dieses gesellschaftliche Phänomen hat auch Auswirkung auf unsere Berufspraxis, wenn sich Menschen mit Fluchtgeschichte bei uns zu einer Beratung oder Behandlung vorstellen.

In der Literatur zur Psychotherapie mit Flüchtlingen finden sich vor allem Beiträge zur Vorkommenshäufigkeit und zur Behandlung von Traumatisierungen. Maercker, Michael, Fehm, Becker und Magraf (2004) geben für Folter sowie Kriegserleben als Zivilist dabei die höchsten Wahrscheinlichkeiten von je 40 bis 60 Prozent an. Mit der Anzahl der erlebten traumatischen Ereignisse steigt das Risiko, eine Posttraumatische Belastungsstörung (PTBS) zu entwickeln. Bei Flüchtlingen ist die Wahrscheinlichkeit erhöht, mit solchen Ereignissen konfrontiert zu werden

Leidfaden, Heft 1 / 2014, S. 28–33, © Vandenhoeck & Ruprecht GmbH & Co. KG, Göttingen, 2014, ISSN 2192–1202 und in deren Folge eine PTBS auszubilden. Gaebel, Ruf, Schauer, Odenwald und Neuner (2005) stellten in einer Studie mit Asylbewerberinnen und Asylbewerbern in Deutschland eine PTBS-Punktprävalenz von 40 Prozent fest.

Aufgrund der asylrechtlichen Gegebenheiten bei Flüchtlingen ist die Behandlung einer PTBS durch eine Traumakonfrontation umstritten (Neuner 2008; Neuner et al. 2010; Özkan und Belz 2013). Eine ausschließliche Fokussierung auf eine mögliche Traumatisierung ist – unabhängig von der traumatherapeutischen Vorgehensweise – kontraproduktiv. Patienten mit Fluchtgeschichte sind zumeist multimorbid, das heißt, sie leiden zusätzlich unter weiteren vordergründigen psychischen Erkrankungen (zum Beispiel depressive oder somatoforme Störung; Schubert und Punamäki 2011). Auch gibt es Patienten, die nicht an einer PTBS leiden, sondern andere Beschwerden im Sinne einer Stressfolgestörung ausbilden. Komplizierte Trauer ist ebenfalls eine häufig diagnostizierte Störung bei Flüchtlingen (Betancourt et al. 2012).

Fluchtgeschichte geht oft mit Verlust und Trauer einher

Trauer kann bei Menschen mit Fluchtgeschichte ein häufiges und daher bedeutsames Phänomen darstellen – so fanden Strijk, van Meijel und Gamel (2011) eine hohe Relevanz von Trauer bei psychiatrischen Patienten mit Fluchtgeschichte. Trauer als »Reaktion auf einen bedeutenden Verlust« (Lammer 2004, S. 9) stellt zunächst eine normale, gesunde Reaktion der menschlichen Psyche dar. Sie ist also per se nicht Teil einer psychischen Störung oder gar eine seelische Erkrankung. Dennoch kann sie unter Umständen psychische Erkrankungen in der Entstehung und Aufrechterhaltung mitbedingen.

Migration als »Wanderung bzw. Bewegung von Individuen oder Gruppen im geographischen und sozialen Raum« (Strasser 2009, S. 15) bedeutet ein Verlassen des gewohnten Umfelds. Casado und Leung (2001) bezeichnen in diesem Zusammenhang den Begriff der Migrationstrauer (»migratory grief«) als Folge der durch die Migration erlebten Verluste. Eisenbruch (1991, S. 2) beschreibt dieses Phänomen als »cultural bereavement«, als »experience of the uprooted person – or group – resulting from loss of social structures, cultural values and self-identity: the person – or group – continues to live in the past, [...] suffers feelings of guilt over abandoning culture and homeland, feels pain if memories of the past begin to fade, but finds constant images of the past [...] intruding into daily life, yearns to complete obligations to the dead, and feels stricken by anxieties, morbid thoughts, and anger that mar the ability to get on with daily life«.[1]

Betancourt et al. (2012) stellten fest, dass speziell Flüchtlinge mit Kriegserlebnissen und Erfahrungen politischer Gewalt oft auch Verluste und Vertreibung erfahren mussten. Boehnlein (1987) identifizierte verschiedene Ebenen des Verlustes bei Flüchtlingen: menschlicher (Verlust von Angehörigen durch tatsächlichen Tod oder räumliche Trennung), materieller (Ersparnisse und Besitz) und symbolischer (Lebenssinn, sozialer Status, soziale Rolle, Heimat, Kultur, Traditionen) Verlust.

Eine Migration erfordert eine Bewältigung dieser Verluste bei gleichzeitig nötiger Anpassungsleistung an die neue Lebenssituation. Dabei kann eine ausschließliche Fokussierung auf die Anpassung an die neue Gesellschaft bei einer Vernachlässigung der eigenen kulturellen Prägung im Sinne einer Assimilation (Berry 1974, 1980) zu einer Beeinträchtigung des seelischen Wohlbefindens führen (Berry Phinney, Sam und Vedder, 2006).

Bewältigung durch Trauerrituale

Dies steht im Einklang mit verschiedenen Befunden aus der Literatur zum Thema Trauer bei Flüchtlingen. So betont Boehnlein (1987) die hohe Relevanz von traditionellen Trauerritualen bei der Bewältigung eines Verlustes. Diese Rituale ermöglichen den Hinterbleibenden, in ihren Alltag zurückzukehren und sich in den Rest der Gesellschaft wieder zu integrieren. Bei Flüchtlingen kann die Durchführung dieser Rituale erschwert sein, da sie entweder im Aufenthaltsland nicht ermöglicht werden oder aufgrund der räumlichen Distanz nicht durchführbar sind. Dies führt zu einer stärkeren Belastung bei den Trauernden (Eisenbruch 1984; Nickerson et al. 2011).

Eisenbruch (1991) berichtet von geringerer pathologischer Trauer bei Flüchtlingen, die durch die aufnehmende Gesellschaft weniger Anpassungsdruck erfahren und so traditionelle Trauerriten durchführen dürfen. Weicht die eigene Trauerkultur von der der Aufnahmekultur ab, so kann dies zu negativen gesundheitlichen Konsequenzen führen. Eisenbruch (1984) nennt hier das Beispiel einer erzwungenen frühen Rückkehr an den Arbeitsplatz oder das Ausmaß, wie öffentlich Trauer gezeigt werden darf.

Trauerverarbeitung mit Hilfe von Therapie oder Beratung

Aufgrund der spezifischen Trauerphänomene und der Notwendigkeit einer gesunden Verarbeitung sollte auf eine mögliche Trauer bei Patienten mit Fluchtgeschichte geachtet werden. Häufig führen vordergründig erkennbare psychiatrische Erkrankungen wie PTBS oder Depression dazu, dass eine vorliegende Trauer übersehen oder nachrangig behandelt wird. Ein zu starker Fokus auf die durch den Patienten selbst erlebten Traumata oder eine alleinige Behandlung der aktuellen Symptomatik kann ebenfalls die Sicht auf die Trauer um verlorene Angehörige oder andere Verluste nehmen. Besonders Verluste symbolischer Natur bergen das Risiko, unbearbeitet zu bleiben.

Die Trauerarbeit beinhaltet sowohl die emotionale Verarbeitung des Verlustes als auch die Neuorientierung auf das Leben nach dem Verlust (Znoj und Maercker 2011). Bei der emotionalen Verarbeitung ist eine Berücksichtigung kulturell geprägter Trauerrituale unter Beachtung der individuellen Ausgestaltung durch den Patienten ratsam. Eine unreflektierte Anwendung stereotyper Annahmen über die Herkunftskultur des Patienten sollte unbedingt vermieden werden. Stattdessen ist es hilfreich, den Patienten zu den in der Familie gelebten Ritualen zu befragen und ihm bei der Durchführung behilflich zu sein.

Dies kann auch bei augenscheinlich hoch akkulturierten Menschen lohnenswert sein: Eisenbruch (1984) beschreibt, dass diese Personen durch einen Verlust kurzzeitig zu ihren kulturellen Wurzeln zurückkehren können. Eine rein auf die Vergangenheit bezogene Orientierung ist jedoch in der Arbeit mit trauernden Flüchtlingen nicht ausreichend. Die Therapie oder Beratung sollte als sichere Basis dienen, die es dem oder der Betroffenen ermöglicht, sich erneut mit Bezug auf Gegenwart und Zukunft auch im Kontext der Migration beziehungsweise Flucht zu orientieren.

Betancourt et al. (2012) betonen, dass es wichtig ist, fortbestehende Stressoren im Zusammenhang mit der Niederlassung nach der Flucht einzubeziehen, um eine gute Anpassung in der aktuellen Lebenssituation zu ermöglichen. Flüchtlinge stehen hier im Vergleich zu anderen Trauernden vor der zusätzlichen Aufgabe der Akkulturation. Machleidt (2009) beschreibt mit seinem Modell der Emotionslogik des Migrationsprozesses die psychischen Prozesse, welche eine migrierende Person während des Akkulturationsprozesses durchlebt. Dabei identifiziert er zwei Zeitpunkte, an denen Trauer die vordergründige Emotion darstellt. So trete Trauer erstmalig direkt im Anschluss an den eigentlichen Migrationsakt auf. Später trete sie in der Phase der kritischen Integration auf. Auf die Bewältigung der Trauer um Verluste folgt die Bildung einer bi- oder multikulturellen Identität.

Ein weiterer wichtiger Aspekt ist daher die Stärkung der persönlichen Identität. Calliess, Bauer und Behrens (2012) weisen in ihrem kulturdynamischen Modell der bikulturellen Identität auf die Möglichkeit und Notwendigkeit der

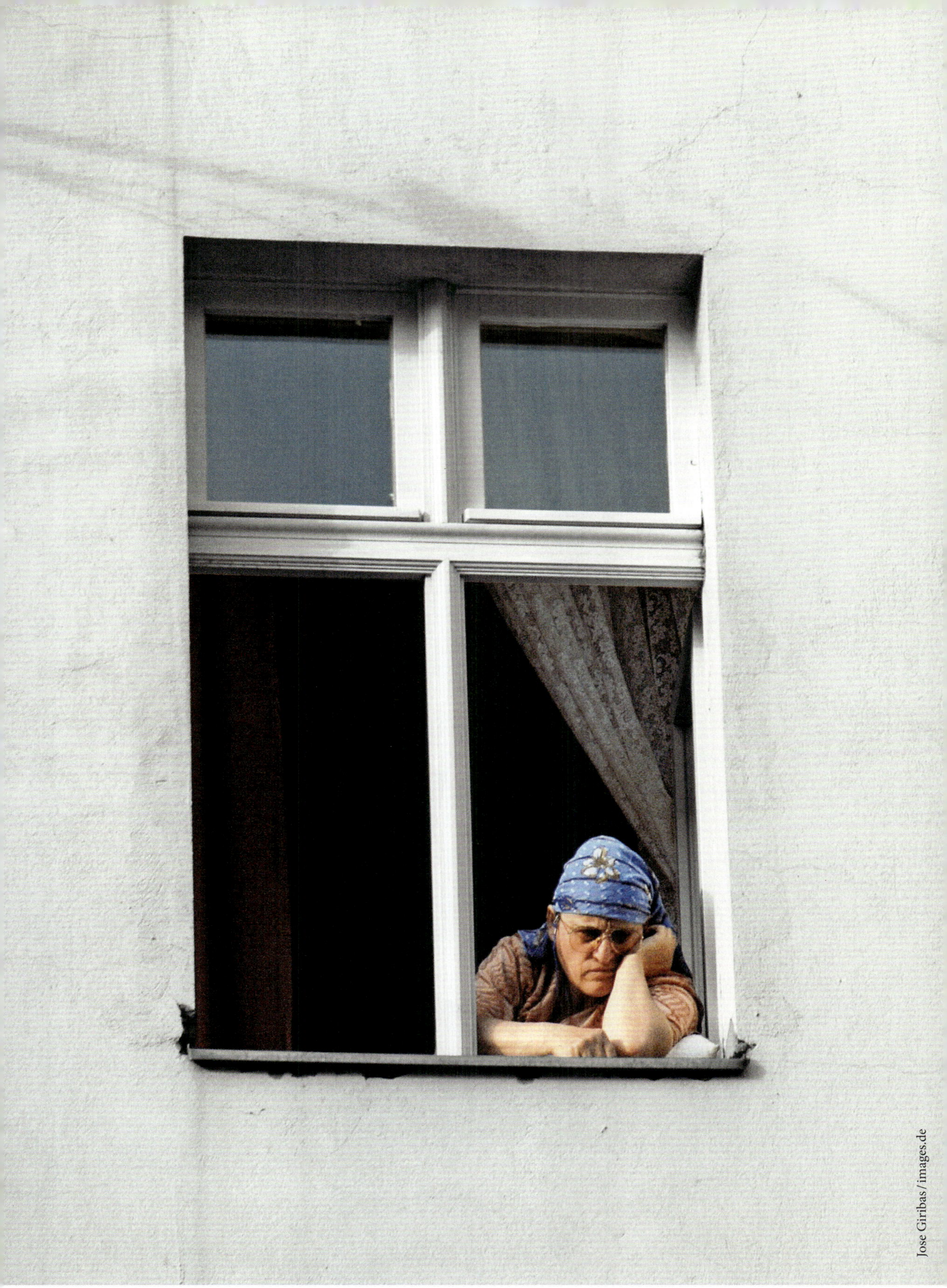

Jose Giribas / images.de

Weicht die eigene Trauerkultur von der der Aufnahmekultur ab, so kann dies zu negativen gesundheitlichen Konsequenzen führen.

»Entwicklung einer bikulturellen Identität im Sinne einer psychostrukturellen Integration von Aspekten der Herkunfts- und Aufnahmekultur« hin. Besonders kollektivistisch geprägte Personen können nach einem Verlust familiärer und religiöser Wurzeln unter einem instabilen Selbstkonzept leiden. Der Aufbau neuer Zugehörigkeiten, zum Beispiel durch soziale Kontakte, kann in der Therapie oder Beratung unterstützt werden.

Fazit

Trauer ist eine universelle Reaktion auf erlebte Verluste. Sie kann ein relevantes Thema in der Therapie und Beratung von Menschen mit Fluchtgeschichte darstellen. Nicht nur der Verlust von Angehörigen im Rahmen bewaffneter Konflikte, sondern auch materieller und symbolischer Verlust können das Wohlbefinden der Betroffenen einschränken. Eine gesunde Trauer wird durch die Durchführung gewohnter, gegebenenfalls traditioneller Trauerrituale erleichtert. In der Therapie und Beratung kann die Person sowohl bei der emotionalen Verarbeitung des Verlustes als auch bei der Neuorientierung nach dem Verlust unterstützt werden. Bei der Trauer um im Herkunftsland verstorbene Angehörige können Rituale, die im Aufnahmeland vollzogen werden, in der Therapie oder Beratung gemeinsam erarbeitet und durchgeführt werden (siehe beispielsweise www.trauerort-duesseldorf.de).

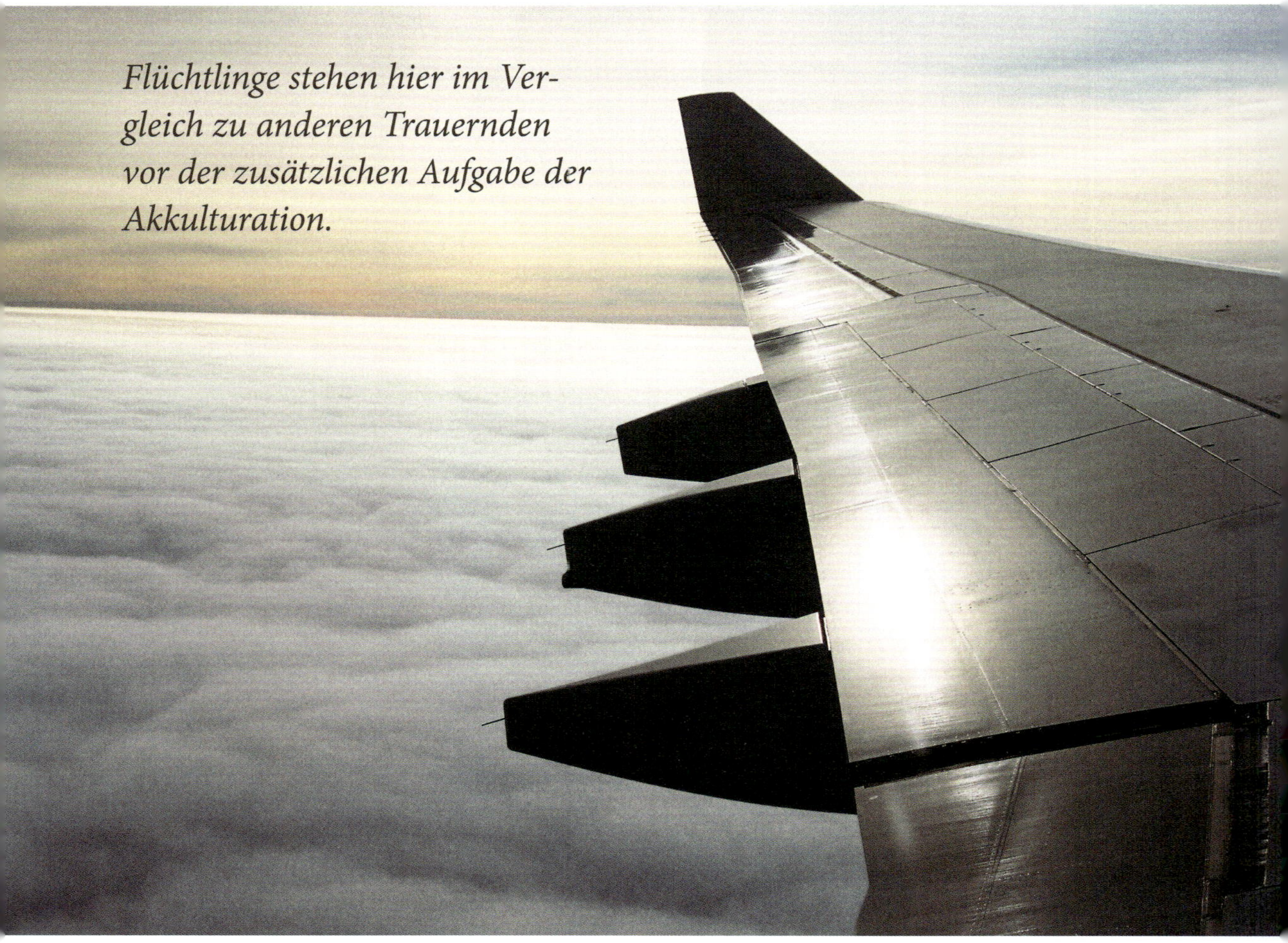

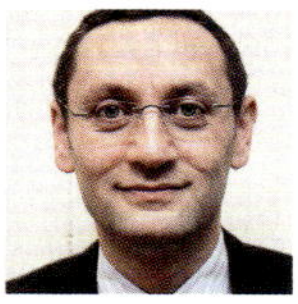

Dr. Ibrahim Özkan ist Leitender Psychologe des Schwerpunkts Kulturen, Migration und psychische Krankheiten des Asklepios Fachklinikums Göttingen und hat einen Lehrauftrag an der Philosophischen Fakultät (Zentrum für Schlüsselkompetenzen).

E-Mail: i.oezkan@asklepios.com

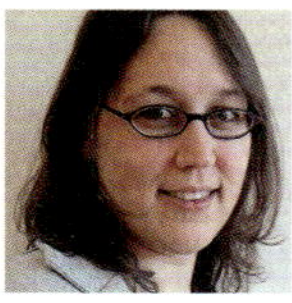

Maria Belz ist Diplom-Psychologin und Mitarbeiterin des Schwerpunkts Kulturen, Migration und psychische Krankheiten des Asklepios Fachklinikums Göttingen.

E-Mail: m.belz@asklepios.com

Literaturhinweise

Berry, J. W.: Psychological aspects of cultural pluralism: Unity and identity reconsidered. In: Topics in Cultural Learning, 1974/2, S. 239–252.

Berry, J. W.: Social and Cultural Change. In: Triandis, H. C.; Brislin, R. (Hrsg.), Handbook of cross-cultural psychology. Boston 1980, S. 211–279.

Berry, J. W., Phinney, J. S., Sam, D. L., Vedder, P.: Immigrant youth: Acculturation, identity and adaptation. In: Applied Psychology: An International Review, 2006/55, S. 303–332.

Betancourt, T., Newnham, E., Layne, C., Kim, S., Steinberg, A., Ellis, E., Birman, D.: Trauma history and psychopathology in war-affected refugee children referred for trauma-related mental health services in the United States. In: Journal of Traumatic Stress, 2012/25, S. 682–690.

Boehnlein, J.: Clinical relevance of grief and mourning among Cambodian refugees. In: Social Sciences and Medicine, 1987/25 (7), S. 765–772.

Bundesamt für Migration und Flüchtlinge. Aktuelle Zahlen zu Asyl. Verfügbar unter http://www.bamf.de/SharedDocs/Anlagen/DE/Downloads/Infothek/Statistik/statistik-anlage-teil-4-aktuelle-zahlen-zu-asyl.pdf?__blob=publicationFile, abgerufen am 14.09.2013.

Calliess, I. T., Bauer, S., Behrens, K.:. Kulturdynamisches Modell der bikulturellen Identität. Interkulturelle Psychotherapie unter Berücksichtigung der Struktur des Selbst. In: Psychotherapeut, 2012/57, S. 36–41.

Casado, B. L., Leung, V.: Migratory grief and depression among elderly Chinese American immigrants. In: Journal of Gerontological Social Work, 2001/36, S. 2–26.

Eisenbruch, M.: Cross-cultural aspects of bereavement II: Ethnic and cultural variations in the development of bereavement practices. In: Cultural, Medicine and Psychiatry, 1984/8, S. 315–347.

Eisenbruch, M.: From Post-Traumatic Stress Disorder to cultural bereavement: Diagnosis of Southeast Asian refugees. In: Social Sciences and Medicine, 1991/33, S. 673–680.

Gaebel, U., Ruf, M., Schauer, M., Odenwald M., Neuner F.: Prävalenz der Posttraumatischen Belastungsstörung (PTSD) und Möglichkeiten der Ermittlung in der Asylverfahrenspraxis. In: Zeitschrift für Klinische Psychologie und Psychotherapie, 2005/35, S. 12–20.

Lammer, K.: Trauer verstehen. Koblenz 2004.

Machleidt, W.: Interkulturelle Psychiatrie/Psychotherapie und Integration psychisch kranker MigrantInnen [2009]. verfügbar unter http://www.migration-boell.de/web/integration/47_2105.asp, abgerufen am 20.09.2013.

Maercker, A., Michael, T., Fehm, L., Becker, E. S., Margraf, J.: Age of traumatisation as a predictor of post-traumatic stress disorder or major depression in young women. In: British Journal of Psychiatry, 2004/184, S. 482–487.

Neuner, F.: Stabilisierung vor Konfrontation in der Traumatherapie - Grundregel oder Mythos? In: Verhaltenstherapie, 2008/18, S. 109–118.

Neuner, F., Kurreck, S., Ruf, M., Odenwald, M., Elbert, T., Schauer, M.: Can asylum seekers with posttraumatic stress disorder be successfully treated? A randomized controlled pilot study. In: Cognitive Behaviour Therapy, 2010/39, S. 81–91.

Nickerson, A., Bryant, R., Brooks, R., Steel, Z., Silove, D., Chen, J.: The familial influence of loss and trauma on refugee mental health: A multilevel path analysis. In: Journal of Traumatic Stress, 2011/24 (1), S. 25–33.

Özkan, I., Belz, M.: Traumazentrierte Psychotherapie im Rahmen des Göttinger Behandlungskonzept für Menschen mit Migrationshintergrund. In: Feldmann, R., Seidler, G. (Hrsg.), Traum(a) Migration. Aktuelle Konzepte zur Therapie traumatisierter Flüchtlinge und Folteropfer. Gießen 2013, S. 103–114.

Schubert, C., Punamäki, R.-L.: Mental health among torture survivors: Cultural background, refugee status and gender. In: Nordic Journal of Psychiatry, 2011/65 (3), S. 175–181.

Statistisches Bundesamt Deutschland: Bevölkerung und Erwerbstätigkeit. Ausländische Bevölkerung - Ergebnisse des Ausländerzentralregisters. Erschienen am 04. April 2012, https://www.destatis.de/DE/Publikationen/Thematisch/Bevoelkerung/MigrationIntegration/AuslaendBevoelkerung2010200117004.pdf?__blob=publicationFile, abgerufen am 16.06.2013.

Strasser, E.: Was ist Migration? Zentrale Begriffe und Typologien. In: Six-Hohenbalken, M., Tošić, J. (Hrsg.), Anthropologie der Migration: Theoretische Grundlagen und interdisziplinäre Aspekte. Wien 2009, S. 15–28.

Strijk, P., van Meijel, B., Gamel, C.: Health and social needs of traumatized refugees and asylum seekers: An exploratory study. In: Perspectives in Psychiatric Care, 2011/47, S. 48–55.

Znoj, H. J.; Maercker, A.: Trauerarbeit und Therapie der komplizierten Trauer. In: Linden, M., Hautzinger, M. (Hrsg.): Verhaltenstherapiemanual. Berlin 2011.

Anmerkungen

1 »die Erfahrung einer entwurzelten Person - oder Gruppe -, die aus dem Verlust sozialer Strukturen, kultureller Werte und individueller Identität folgt: Die Person - oder Gruppe - lebt weiterhin in der Vergangenheit, […] erlebt Schuldgefühle, Kultur und Heimatland verlassen zu haben, fühlt Schmerz, wenn die Erinnerungen an die Vergangenheit beginnen zu verblassen, erlebt aber immer wieder, dass Bilder der Vergangenheit in den Alltag eindringen, sehnt sich danach, Pflichten gegenüber den Toten zu erfüllen, und fühlt sich erfüllt mit Ängsten, düsteren Gedanken und Ärger, was die Fähigkeit, mit dem alltäglichen Leben weiterzumachen, erschwert.«

Auf der Flucht – Psychotrauma bei Flüchtlingen

Hans Wolfgang Gierlichs

Viele Flüchtlinge erleben seelische Verletzungen, die in unserer Lebenswelt, in der der Begriff »Trauma« zunehmend verallgemeinert wird, kaum vorstellbar sind. Sie reagieren unterschiedlich, manche ziehen sich in eine eigene Welt zurück, sind kaum erreichbar, andere sind erschöpft, leiden unter Schlafstörungen und Albträumen, unerträglicher Unruhe und Anspannung. In ihrem Kopf ist ein großes Durcheinander erschreckender Bilder, sie können sich nicht konzentrieren, einfache Aufgaben des Alltags nicht mehr bewältigen. Sie trauern verzweifelt, weil sie sich nur noch als ein Schatten der Person fühlen, die sie früher einmal waren. Sie schämen sich, wenn die Traumatisierung sie zutiefst in ihrer Würde beschädigte. Sie fühlen sich ihren Symptomen ausgeliefert, viele verzweifeln und wünschen sich, nicht länger zu leben.

Herr M war, als ich ihm begegnete, verstört und ängstlich. Er schwitzte, machte einen zerfahrenen Eindruck und sah sich unruhig um. Die Wände meines Untersuchungsraums, teilweise aus Bruchsteinen, beunruhigten ihn, ebenso ein Bild, das eine Brücke zeigt, hinter der sich ein Tal eröffnet. Als ich das Bild abhängte, war er erleichtert. Er bat mich, das Fenster zu öffnen, und horchte dann nach draußen, wo neben meinem Praxisraum ein Bach fließt. Das sei schön, sagte er und beruhigte sich allmählich. Sein Gesicht entspannte sich etwas, er zeigte ein kurzes Lächeln, trank ein Glas Wasser und atmete tiefer durch.

Mir fiel auf, dass sein Atem zitterte. »Oft geht es schlecht, weil ich dann alles erinnere und alles vor meinen Augen ist.« Er schilderte seine Ängste bei Regen und im Dunkeln, vor Bildern im Fernsehen und beim Zeitungslesen. Seine Stimme wurde im Verlauf seiner Schilderungen immer leiser und monotoner, seine Sätze wurden zunehmend bruchstückhaft, er schaukelte vorwärts und rückwärts, kratzte sich häufiger am Kopf, bewegte seine Hände unruhig umeinander und sah unsicher und ratlos vor sich hin.

Während er seine Angst vor Triggerungen durch Menschenansammlungen und Alleinsein schilderte, sah er ängstlich neben sich an die Wand, an der ein weiteres Bild hing, das einen Wald zeigte, indem man einige Tiere erahnen konnte. Ich fragte ihn, ob er Angst vor dem Bild habe. Er sagte, ja, er habe Angst, die Angst sei jetzt gekommen. Ich hängte auch dieses Bild ab und sprach ihn an. Er reagierte nicht, war abwesend und sah vor sich hin. Nach einigen Minuten sah er die Dolmetscherin und mich an, sie wiederholte meine Frage, die er offensichtlich, wie schon mehrfach zuvor, nicht gehört hatte. Ich fragte ihn, ob er schlecht höre. Er verstand offensichtlich nicht, warum ich nachfragte, war ratlos und sagte, er höre gut. Die sehr erfahrene Dolmetscherin hatte Mühe, seine leise und abgehackte Sprache zu verstehen und zu übersetzen.

Herr M wurde sehr unruhig, sein Atem wurde kürzer und schneller, sein Blick wanderte zunehmend gehetzt in verschiedene Richtungen. Auf meine Frage, was sei, sagte er, er sehe Dinge von früher vor sich. Da er zunehmende vegetative Stresszeichen wie Schwitzen, Blässe und anderes mehr zeigte und sein Atem allmählich etwas schwerer wurde, bat ich ihn, aufzustehen, zeigte ihm den Raum und machte ihn darauf aufmerksam, dass er in der Gegenwart bei mir in einer Praxis sei. Ich zeigte ihm den vorbeifließenden Bach, er beruhigte sich wieder.

Leidfaden, Heft 1 / 2014, S. 34–37, © Vandenhoeck & Ruprecht GmbH & Co. KG, Göttingen, 2014, ISSN 2192-1202

Um das Thema zu wechseln, bat ich ihn, mir von seiner Kindheit zu erzählen. Er wurde rasch wieder unruhig, schwitzte vermehrt und berichtete von seinem Bruder, eine Bombe habe ihn erwischt, ihm fehlten ein Auge und ein Teil einer Gesichtshälfte. Ich lenkte seine Aufmerksamkeit auf unverfänglichere Themen aus seiner Kindheit, er wurde allmählich ruhiger und reagierte nach einiger Zeit zum ersten Mal direkt auf meine Worte. Ich merkte, dass er recht gut Deutsch verstand. Er war als Heranwachsender schon einmal in Deutschland gewesen und irgendwann zurückgegangen. Danach sei es sehr schlecht geworden. Wieder wurde er zunehmend unruhig und fing an, zu schwitzen. Ich fragte ihn, ob er eine Pause wolle, was er erleichtert bejahte.

Im gepflasterten Hof vor meinem Praxiszimmer befindet sich ein Brunnen. Dorthin ging er. Als er wieder in das Zimmer zurückkam, hatte er eine Blume gepflückt, an der er roch. Er sag-

»Warum soll ich noch weiterleben, ich kann doch so nicht weiterleben, und dann höre ich die Stimmen und ich denke, ich will so nicht mehr weiterleben.«

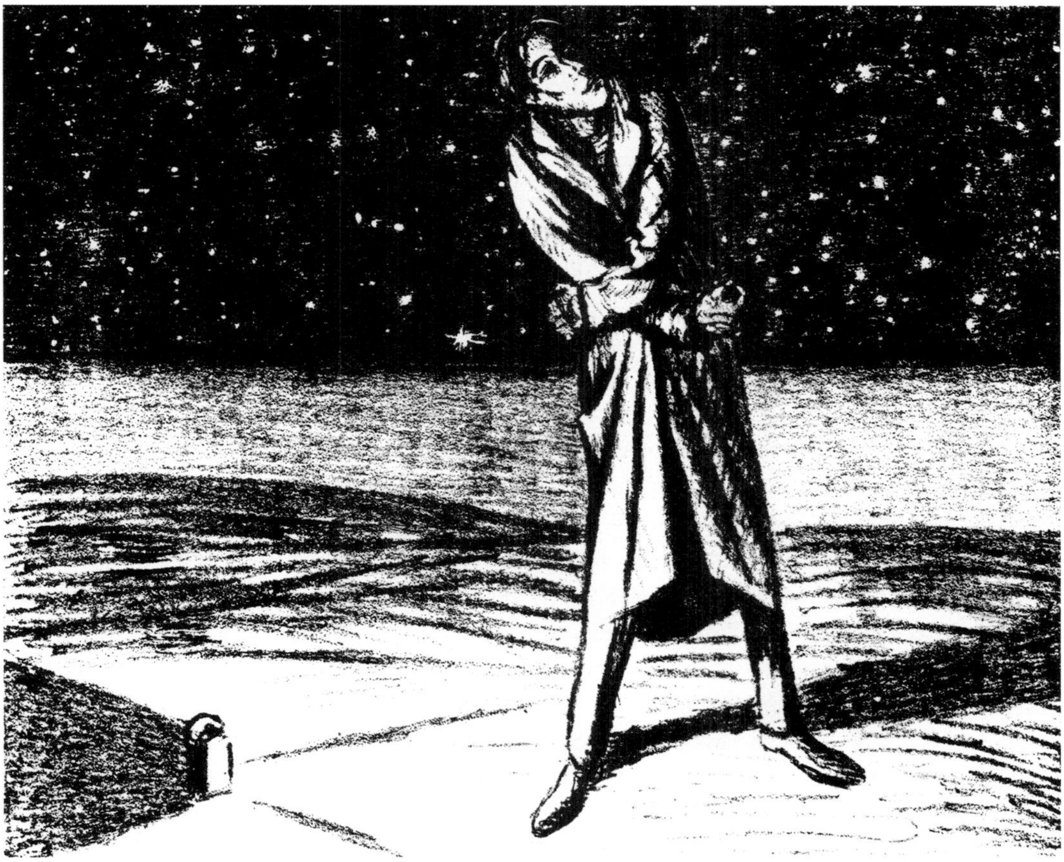

Ernst Barlach, Der arme Vetter, 1919/akg-images

te, es gehe ihm jetzt besser, weil Blumen dufteten. Solche Blumen habe seine Psychotherapeutin, Frau B, auch in ihrem Zimmer. Sie sei wichtig für ihn. »Ohne sie geht es mir sehr schlecht, ohne sie kommen die Gedanken, mich umzubringen, und die Bilder sind immerzu da. Warum soll ich noch weiterleben, ich kann doch so nicht weiterleben, und dann höre ich die Stimmen und ich denke, ich will so nicht mehr weiterleben, und die Stimmen sagen ›komm zu uns, komm zu uns‹ und sie rufen ›Hilfe, Hilfe, hilf uns doch!‹.« Herr M war kurz vor einem Flashback. Wir gingen in den Hof zu dem kleinen Beet. Er holte noch einige kleine duftende Blumen, roch an den Blüten und wurde ruhiger. »Manchmal gehe ich mit Frau B raus zu den Blumen und sie erklärt mir die Namen. Das ist schön.«

Er schilderte, dass er wenig Kontakt zu anderen Menschen habe. Er trinke viel Wasser, esse unregelmäßig, koche kaum selbst, weil es so oft anbrenne. »Wenn ich selbst koche, geht es mir schlecht, wenn ich den Dampf sehe und rieche.« Er habe viele Bilder von Dampf und Rauch im Kopf. »Dann kann ich nicht essen, dann muss ich alles wegwerfen. Frau B hat mir gesagt, was ich tun soll, wenn es mir schlecht geht. Ich soll gute Gedanken dagegensetzen. Ich denke dann an meine Insel, wo es schöne Blumen gibt und wo das Meer ist und wo Tiere zusammenleben …« Der Gesichtsausdruck und die Haltung von Herrn M hatten sich verändert, er sah vor sich hin und machte einen etwas entspannteren Eindruck. Ich fragte ihn, ob er seine Insel vor sich sehe, was er spontan bejahte. »Ich gehe manchmal dahin, nicht so oft, aber gern.«

Beim zweiten Termin war Herr M zunächst etwas ruhiger und gab mir ein Bild mit einer Schildkröte. Er berichtete, die Schildkröte sei ihm vertraut, vielleicht sei er selbst die Schildkröte, er fahre mit einem Boot zu der Insel, um sich Delfine anzusehen. Er beschrieb die auf dem Bild dargestellten Blumen und sagte: »Auf meiner Insel hat es schön gerochen, als ich das Bild gemalt habe, es war sehr schön, das Bild zu malen.« Er sagte, es sei für ihn sehr wichtig, an etwas zu riechen, das gut dufte. Auf der Insel scheine auch die Sonne, dort sei es nicht dunkel.

Er vertiefte sich in das Bild, beschäftigte sich mit dem Duft und der Helligkeit auf der Insel. Ich fragte ihn, ob Dunkelheit für ihn etwas Schlimmes sei. »An dunklen Tagen habe ich Angst, weil ich mich dann daran erinnere, was passiert ist. Damals war es dunkel, es hat geregnet und es hat schlecht gerochen.« Er wurde unruhiger, sah die Dolmetscherin und mich an, drehte sich dann zur Tür, beruhigte sich nach kurzer Zeit wieder etwas und sagte, er habe jetzt an den Tag gedacht, als die »Bombe« ihn verletzt habe. Er zeigte mir einige Narben von Splitterverletzungen an Handgelenk, Oberarm und Stirn. Ähnliche Splitterreste habe er auch am rechten Oberschenkel. »Wenn ich dusche, sehe ich das, und dann geht es mir schlecht und dann träume ich.« Es habe plötzlich einen Knall gegeben. Serbische Polizisten hätten Menschen gejagt, die auf der Straße vor dem Haus demonstriert hätten. Ein paar Menschen seien auf den Hof gelaufen, die Polizisten hätten sie geschlagen und hätten dann etwas auf den Hof geworfen, es habe einen Knall gegeben. Sein Bruder sei bei ihm gewesen. Es habe ihm zunächst gar nichts wehgetan, er habe seinen Bruder gesehen, dessen Gesicht geblutet habe. Sein Bruder sei danach am Auge operiert worden, er selber habe »nicht so sehr viele Beschwerden« gehabt.

Herr M wurde sehr unruhig und begann zu schwitzen. »Die haben so einen schlechten Geruch geworfen, uns kamen die Tränen, wir konnten nicht mehr richtig atmen. Die haben die Menschen geschlagen. So ein schlechter Geruch, sehr schlecht …« Er hielt das Bild unter das Licht einer Lampe. »Die Blumen helfen gegen den schlechten Geruch. Ich kann sie riechen. Es sind schöne Blumen. Und es sind meine Blumen, ich habe sie gepflanzt.« Er vertiefte sich wieder in das Bild. Dort lagen neben der Palme kleine Kugeln. »Es sind Kokosnüsse, da trinke ich draus, die schmecken gut. – Die Vögel fliegen und dann kommen die zu mir, sie haben viele Farben und singen und kommen zu mir und sagen, dass alles in Ordnung ist. Sie sind überall hingeflogen und haben überall hingeguckt und sagen, dass alles in Ordnung ist. Sie haben schöne Farben.« Er hatte sie nicht bunt gemalt. »Ich sehe die Farben, wenn sie näher kommen. Jetzt sind die noch weit weg und da sieht man die Farben nicht.«

Es ging ihm kurzzeitig etwas besser. Jede weitere Nachfrage nach belastenden Ereignissen löste aber rasch wieder große Angst und Abwehr und erneute Fluchten zu seinem Bild oder aus dem Untersuchungsraum aus. Ich verstand allmählich, dass er sehr viele traumatische Ereignisse erlebt hatte. Er war im Kosovo offensichtlich Zeuge vieler grausamer Tötungen geworden, war zu Hilfsleistungen bei Exhumierungen gezwungen worden und hatte dabei den intensiven Geruch erlebt, hatte unter anderem die Leiche eines kleinen Kindes gefunden.

Ich fragte ihn, wie er sich seine Zukunft vorstelle. Er sagte, er wolle Blumen pflanzen. »Ich habe auch hier bei meiner Wohnung Blumen gepflanzt. Ich habe sie gegossen, aber sie sind kaputtgegangen. Ich habe Angst, dass sie wieder kaputtgehen.« Ich sagte, es gebe keinen Grund, zu fürchten, dass Dinge, die einmal schiefgingen, immer schiefgehen würden. Ich fragte ihn, ob er Geld verdienen wolle. Er sagte: »Ich brauche nichts. Ich möchte auf meiner Insel bleiben, da möchte ich sein und da werde ich hingehen. Da habe ich die Vögel und die Schildkröte und den guten Geruch, da ist alles schön, da ist auch Wasser, da schwimme ich, da ist das Wasser warm und die Sonne scheint. Da ist es schön, da gibt es keinen Krieg und da gibt es keine Flugzeuge und keinen schlechten Geruch, nur die Blumen.« Diesen längsten zusammenhängenden Satz während der Untersuchung sprach er langsam und mit Pausen über einen längeren Zeitraum, wobei er immer wieder intensiv sein Bild betrachtete. »Ich möchte weiter an meinem Bild malen, ich werde noch ein paar Delfine malen.«

Er meinte: »Ich werde auch jetzt gleich am besten dringend dorthin gehen. Da ist es viel besser. Ich gehe auf die Insel.« Er wirkte tief in seine Welt versunken und weit von der Realität entfernt. Ich schlug ihm vor, es wäre vielleicht am besten, wenn er zunächst in sein Zimmer im Asylheim zurückkehre und seine Insel und sein Bild mitnehme. Er sah mich an, dachte einige Zeit nach und sagte dann, das sei gut. Er war weiter tief in sein Bild versunken und sagte, er habe der Schildkröte gesagt, sie solle sich ein bisschen bewegen. Sie werde aber nicht weit gehen. Ich fragte ihn, ob sie aus dem Bild heraus gehen könne. Er sagte, die Insel gehe auf der linken Seite noch viel weiter, es sei eine ziemlich große Insel, er habe keine Angst, dass die Schildkröte weglaufe. »Sie hört auf mich. Die Insel ist sehr groß.« Ich fragte ihn, wo er auf der Insel sei, und er sagte, er sei gerade ganz hinten, deswegen könne man ihn nicht gut sehen, die Insel sei eben groß. »Die eine Blume ist neu, ich habe sie hier bekommen, sie wächst …«

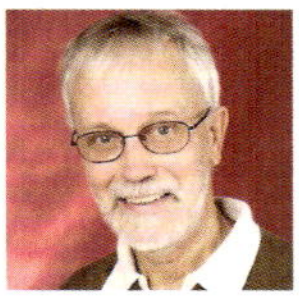

Dr. med. Hans Wolfgang Gierlichs, Arzt für Innere Medizin, Psychosomatik und Psychotherapie, Psychoanalytiker (DGPT), Spezielle Psychotraumatherapie (DeGPT). Zertifizierter Gutachter und Supervisor der Landesärztekammer Nordrhein für die Begutachtung in aufenthaltsrechtlichen Verfahren. Gründer und Koordinator der Arbeitsgruppe »SBPM« zur Qualifizierung der Begutachtung in aufenthaltsrechtlichen Verfahren. Flüchtlingsbeauftragter des Vorstands der DeGPT. In eigener psychotherapeutischer Praxis in Aachen tätig.

E-Mail: hwgierlichs@t-online.de

Trauma-Erleben

Annette Windgasse

»Wie immer in dieser Jahreszeit kommen die Erinnerungen wieder hoch: Wie sie meinen Ehemann aus der Haft entließen und er einige Tage später an den Folgen der Folterungen starb. Wie meine Mutter starb und ihr Begräbnis stattfand. Genau dort haben sie mich festgenommen, auf dem Friedhof. Die Haft, die Schläge, die Erniedrigungen und das Schlimmste, was sie einem antun können.«

Eine Klientin des Psychosozialen Zentrums für Flüchtlinge Düsseldorf (PSZ)

Nicht nur bei Flüchtlingen gehen Anlässe zum Trauern häufig mit traumatischen Erfahrungen einher. Vom griechischen Wort τραύμα (Verletzung) abgeleitet, ist ein psychisches Trauma die Reaktion auf ein bedrohliches, gewalttätiges, grauenerregendes Ereignis, das die Bewältigungsmöglichkeiten eines Menschen übersteigt. So unterschiedlich wie die individuellen Bewältigungsmöglichkeiten sind auch die Reaktionen auf solch ein Ereignis. Abhängig von der Art und Schwere des Ereignisses, von der persönlichen Vorgeschichte und von den Bedingungen nach dem Ereignis entwickeln manche Menschen eine Traumafolgestörung, deren bekannteste die *Posttraumatische Belastungsstörung* ist (PTBS oder englisch PTSD – Posttraumatic Stress Disorder).

Art des Traumas

Es werden zwei Arten traumatischer Ereignisse unterschieden:

- Typ-I-Trauma: plötzlich, einmalig, abgeschlossen wie zum Beispiel Verkehrsunfälle, Naturkatastrophen, technische Unfälle, Überfall.
- Typ-II-Trauma: wiederkehrend, kumulativ, lang andauernd und von Menschen zugefügte Gewalt wie zum Beispiel Kindesmisshandlung und -missbrauch, Vergewaltigung, Folter, KZ- oder Lagerhaft, Entführung, Menschenhandel …

Es ist nachvollziehbar, dass die psychische Erschütterung durch ein Typ-II-Ereignis wesentlich stärker ist und die Gefahr einer Traumafolgestörung höher. Zum Beispiel hatte A., der bei einem schweren Unfall verletzt wurde, zumindest die Aussicht, anschließend in einer sicheren Umgebung menschlich und medizinisch gut versorgt zu werden. Das traumatische Ereignis hat einen Anfang und ein klares Ende, auch wenn die Folgen länger andauern.

B. hingegen, die im Gefängnis immer wieder geholt, verhört und gefoltert wird, kann kein Ende absehen, kann die Situation nicht kontrollieren, erlebt sich als ausgeliefert und hilflos.

Die von Menschen zugefügte Gewalt erschüttert zudem die Grundüberzeugung, dass Menschen einander so etwas nicht antun sollen, und damit die Grundlage des Vertrauens in andere Menschen. Viele unserer Klienten und Klientinnen im PSZ, die Folter erlebt haben, fragen sich lange und qualvoll, wie dieser Mensch, ihr Folterer, so werden konnte.

Noch zerstörerischer wirken Gewalthandlungen, die durch vertraute Personen zugefügt werden. C., die als Kind vom Vater missbraucht wurde, wuchs mit zwei völlig konträren inneren Vaterbildern auf: das des fürsorglichen und das

Leidfaden, Heft 1 / 2014, S. 38–40, © Vandenhoeck & Ruprecht GmbH & Co. KG, Göttingen, 2014, ISSN 2192-1202

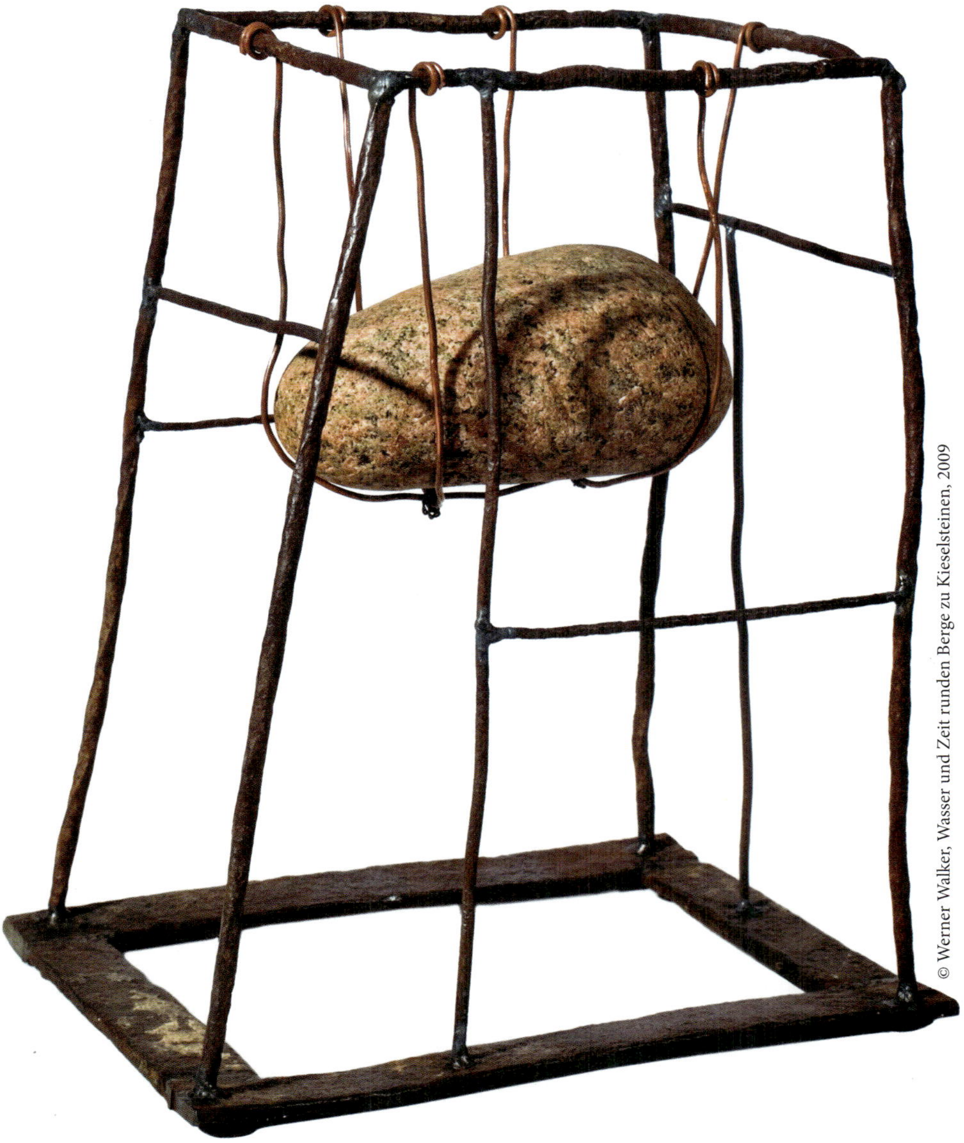

© Werner Walker, Wasser und Zeit runden Berge zu Kieselsteinen, 2009

Traumata sind begleitet von intensiven Gefühlen von Angst, Hilflosigkeit und Kontrollverlust.

des aggressiven Vaters. Bei freundlichen Handlungen anderer Menschen wird sie misstrauisch.

Handlungen, bei denen neben der physischen Integrität auch die Schamgrenzen eines Menschen verletzt werden, bewirken meist besonders lang dauernde und heftige Störungen. So leiden nach verschiedenen Studien[1] zum Beispiel Opfer einer Vergewaltigung bis zu 50 Prozent anschließend an einer PTBS, während nach Unfällen Prävalenzraten von circa 15 Prozent genannt werden.

Auch Zeuge eines traumatischen Ereignisses zu werden, kann traumatisieren. So gibt es Konzepte zum Traumamanagement in der Ausbildung von Rettungskräften und Polizisten und anderen Berufsgruppen, die besonders häufig traumatischen Ereignissen begegnen.

Erforscht wurde das Traumakonzept unter anderem an Vietnam-Veteranen, einer Gruppe, bei denen erlebte Gewalt häufig mit selbst ausgeübten Gewalthandlungen einherging. In der Praxis des PSZ begegnen wir ehemaligen Kindersoldaten, deren Traumatisierung auch durch eigenes Täterhandeln mitbedingt wurde.

Prätraumatische Faktoren

Menschen verarbeiten traumatische Ereignisse unterschiedlich. Persönlichkeitsfaktoren spielen dabei eine Rolle, die in der psychologischen Forschung unter dem Stichwort *Resilienz* (= seelische Widerstandsfähigkeit) untersucht werden. Ein wichtiger Faktor scheint dabei zu sein, wie das traumatische Ereignis in den übrigen Lebenskontext eingeordnet werden kann.

D., die sich als politische Aktivistin immer auf eine mögliche Inhaftierung und Folter eingestellt hat, Berichte von anderen Folterüberlebenden kannte und sich Schutzstrategien ausgedacht hatte, wird diese voraussichtlich besser überstehen als E., die arglos war, als der Bürgerkrieg begann und Milizen aus dem nächsten Dorf ihren Hof überfielen und sie vergewaltigten. D. hatte ein *Kohärenzgefühl* (vgl. Antonovsky[2]) entwickelt, in dem die Folter als Akt eines unterdrückerischen Regimes für sie verstehbar war, in dem sie sich aktiv und bewusst dem Risiko ausgesetzt hatte und in dem ihr Leiden einen Sinn für sie hat, als Einsatz für ihre politischen Ziele.

Posttraumatische Faktoren

Traumata sind begleitet von intensiven Gefühlen von Angst, Hilflosigkeit und Kontrollverlust. Gegen Angst hilft nur Sicherheit, gegen Hilflosigkeit und Kontrollverlust nur die Fähigkeit, wieder Kontrolle zu gewinnen – und dies in körperlicher, rechtlicher, sozialer, materieller und psychischer Hinsicht.

Wie wichtig diese Sicherheit ist, zeigt eine grundlegende Studie, die gleichzeitig Anlass zu therapeutischem Optimismus gibt. Hans Keilson[3] betreute nach dem Krieg jüdische Waisenkinder, die im KZ waren oder in den Niederlanden versteckt überlebten. Er untersuchte die Wirkungen der verschiedenen Phasen einer Traumatisierung. Die erste traumatische Sequenz ist die beginnende Verfolgung, die Zerstörung von sozialen Strukturen, die zweite traumatische Sequenz die Zeit der direkten Verfolgung, des Versteckens, der Gefangenschaft im KZ, die dritte traumatische Sequenz die Zeit nach dem Krieg.

Keilson stellte fest, dass für den weiteren Verlauf des Lebens die dritte Phase die ausschlaggebende war. Fanden die Kinder nach der Verfolgung eine Geborgenheit gebende Umgebung, konnten sie auch schwerste Traumata bewältigen. War das Leben nach der Verfolgung von Unsicherheit, Verlusten, Ablehnung und Stress geprägt, dann setzte sich die Traumatisierung fort, wurde chronisch und die seelischen Verwundungen hatten erhebliche Auswirkungen auf die weitere Entwicklung.

Die Lebensbedingungen nach traumatischen Ereignissen sind entscheidend für die weitere Zukunft, für eine gesunde oder schwierige Entwicklung. Eine Erkenntnis, die nicht nur für Psychotherapeutinnen und Psychotherapeuten wichtig ist, sondern auch für alle, die mit der sozialen und rechtlichen Situation traumatisierter Menschen befasst sind. Wenn auch schwerste Traumata durch anschließende Sicherheit überwindbar sind, ist es die Verantwortung aller, für diese Sicherheit zu sorgen.

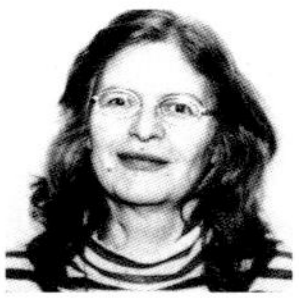

Annette Windgasse, Diplom-Sozialwissenschaftlerin und Systemische Traumatherapeutin, ist seit dreißig Jahren in der Flüchtlingsarbeit tätig. Sie ist Leiterin des Psychosozialen Zentrums für Flüchtlinge Düsseldorf (PSZ).

E-Mail: info@psz-duesseldorf.de

Literaturhinweise

Antonovsky, A.: Salutogenese. Zur Entmystifizierung der Gesundheit. Tübingen 1997.

Keilson, H.: Sequentielle Traumatisierung. Deskriptiv-klinische und quantifizierend-statistische follow-up-Untersuchung zum Schicksal der jüdischen Kriegswaisen in den Niederlanden (1979). Neudruck. Gießen 2001.

Anmerkungen

1 Es werden hier keine einzelnen Studien genannt, da diese meist unterschiedlich methodisch vorgehen und auf sehr unterschiedlichen Fallzahlen beruhen und so kaum vergleichbar sind. Unter »PTSD-Prävalenz« finden sich im Internet zahlreiche Veröffentlichungen, ebenso in den Standardwerken zur PTSD.

2 Der Soziologe Aaron Antonovsky arbeitete in Israel mit Überlebenden aus Konzentrationslagern und fragte, was Menschen trotz extremen Stresses gesund erhält.

3 Der Kinderarzt und -psychiater Hans Keilson überlebte als Jude 1931 in den Niederlanden versteckt die Nazi-Zeit.

Psychische Traumafolgestörungen durch Kriegserlebnisse bei Kindern und Jugendlichen

Fionna Klasen

Im Jahr 2012 betrug die Anzahl der weltweiten Kriege und bewaffneten Konflikte 34, wobei Afrika mit 13 kriegerischen Konflikten die am stärksten betroffene Weltregion war (Arbeitsgemeinschaft Kriegsursachenforschung 2012). Im letzten Jahrzehnt wurden aufgrund von bewaffneten Konflikten mehr als zwei Millionen Kinder getötet, sechs Millionen verletzt und zwanzig Millionen aus ihrer Heimat vertrieben (Betancourt et al. 2013). Zusätzlich werden aktuell etwa 300.000 Kinder und Jugendliche unter 18 Jahren als Kindersoldaten in bewaffneten Gruppen eingesetzt (Betancourt et al. 2013).

Kinder, die Krieg erlebt haben, sind oft Zeugen oder Opfer grausamer Gewalttaten geworden. Insbesondere Kindersoldaten sind der direkten Erfahrung von extremer Gewalt ausgesetzt und befinden sich zugleich in der Opfer- sowie Täterrolle. Studien zu traumatischen Erlebnissen von Flüchtlingskindern und Kindersoldaten zeigen, dass viele der Kinder Zeuge von Bombardierungen und Schusswechseln waren, verletzte Personen und Leichen gesehen oder den Verlust eines Verwandten erlebt haben. Unter Kindersoldaten in Uganda haben mehr als die Hälfte selbst Menschen getötet (Klasen, Oettingen, Daniels und Adam 2010).

Diese traumatischen Erfahrungen können bei den von Krieg betroffenen Kindern zu langfristigen Schädigungen der psychischen Gesundheit führen. Zwischen 20 und 50 Prozent der Flüchtlingskinder (Bronstein und Montgomery 2011) und 27 bis zu 99 Prozent der ehemaligen Kindersoldaten (Betancourt et al. 2013) entwickeln klinisch relevante Symptome einer Posttraumatischen Belastungsstörung (PTBS). Zu den Symptomen dieser Traumafolgestörung zählen den Diagnosekriterien des Diagnostischen Statistischen Manuals Psychischer Störungen (DSM) zufolge Intrusionen, vegetative Übererregtheit, negative Veränderungen in Kognition und Stimmung sowie Vermeidungsverhalten (Maercker 2009).

Bisher gibt es in der Traumaliteratur unterschiedliche Positionen darüber, ob die Symptome der PTBS universell oder kulturspezifisch sind. In jedem Fall sollten in nichtwestlichen Ländern mögliche kulturspezifische Ausprägungen von Symptomen sowie Bewältigungsstrategien in Forschung und Therapie berücksichtigt werden. Das Spektrum von Symptomen, die durch (Kriegs-) Traumatisierungen ausgelöst werden können, ist bei weitem komplexer als die diagnostischen Kriterien der PTBS. So entwickeln kriegstraumatisierte Kinder in vielen Fällen auch andere oder zur PTBS komorbide Störungen wie Angststörungen, Depressionen, Suizidalität und Somatisierungsstörungen (Maercker 2009). Dieser Komplexität der Traumafolgesymptomatik Rechnung tragend, haben Traumaforscher das Konzept der *komplexen Posttraumatischen Belastungsstörung* entwickelt, über dessen Aufnahme in das DSM diskutiert wird (Schmid, Fegert und Petermann 2010). Das Konzept erfasst die Symptome kriegstraumatisierter Kinder sehr viel umfassender und wird von vielen Therapeuten als klinisch äußerst relevant erachtet.

Trotz der Tatsache, dass viele Kinder einer großen Anzahl von traumatischen Erlebnissen während des Krieges ausgesetzt waren, entwickeln nicht alle Posttraumatische Belastungsstörungen. Dieses Phänomen wird als *Resilienz* bezeichnet. Ob es zur Ausbildung einer Störung kommt,

Leidfaden, Heft 1 / 2014, S. 41–45, © Vandenhoeck & Ruprecht GmbH & Co. KG, Göttingen, 2014, ISSN 2192-1202

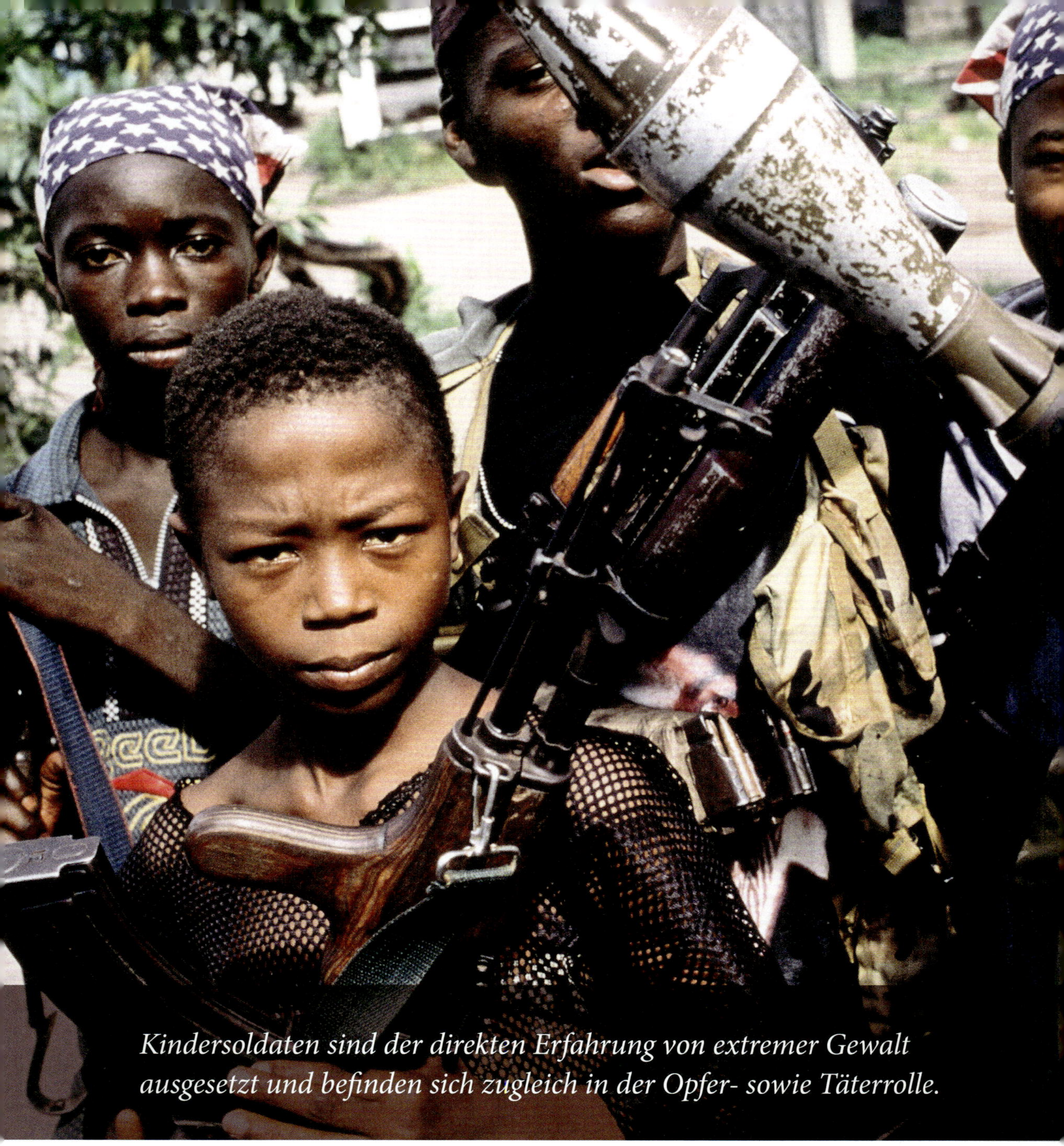

Kindersoldaten sind der direkten Erfahrung von extremer Gewalt ausgesetzt und befinden sich zugleich in der Opfer- sowie Täterrolle.

unterliegt dem Einfluss einer Vielzahl von Risiko- und Schutzfaktoren, wie Schwere des Traumas, Intelligenz, Geschlecht und soziale Unterstützung. Bei Kindersoldaten konnte gezeigt werden, dass niedrige Schuldgefühle und hohe wahrgenommene spirituelle Unterstützung signifikant mit Resilienz zusammenhängen (Klasen et al. 2010). Die Resilienzforschung bildet eine zentrale Grundlage für die Entwicklung von effektiven und nachhaltig wirksamen Interventionen für betroffene Kinder.

Nach der UN-Kinderrechtskonvention ist die internationale Staatengemeinschaft verpflichtet, für die psychische Genesung von traumatisierten Kindern aus und in Post-Konflikt-Gesellschaften zu sorgen. Somit haben betroffene Kinder neben dem Recht auf eine Grundversorgung und Familienzusammenführung einen Anspruch auf Interventionen zur sozialen Reintegration und psychischen Rehabilitation. Problematisch hierbei ist der große Fachkräftemangel in vielen Post-Konflikt-Gesellschaften sowie die häufig unzureichenden finanziellen Mittel für Maßnahmen.

Bei den Maßnahmen unterscheidet man psychosoziale und klinische Interventionen. Psy-

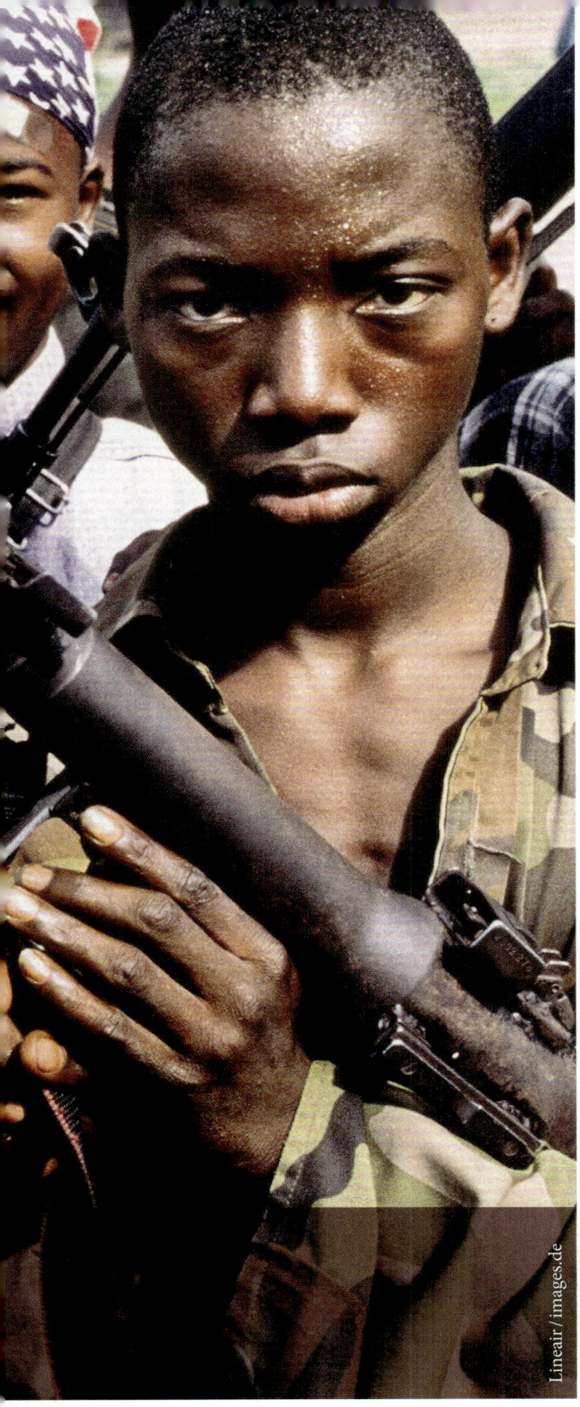
Lineair / images.de

chosoziale Angebote dienen vor allem dazu, die Ressourcen der Kinder zu stärken, ihre sozialen Kontakte zu fördern und Bewältigungsstrategien zu vermitteln. Insbesondere eignen sich schulbasierte Interventionen, die beispielsweise Flüchtlingskinder direkt nach Ankunft im Aufnahmeland auf die neue Kultur und das neue Schulsystem vorbereiten. In klinischen Interventionen werden spezifische psychische Störungen therapeutisch behandelt. Sie sollten stets von ausgebildetem Fachpersonal durchgeführt werden.

Ein Beispiel für eine klinische traumafokussierte Intervention für kriegsbetroffene Kinder stellt die *Narrative Expositionstherapie* (KID-NET) dar. Dabei handelt es sich um eine kultursensible standardisierte Kurzzeitintervention zur Behandlung der PTBS-Symptomatik, die sich bereits als wirksam in der Behandlung von kriegstraumatisierten Kindern erwiesen hat (Ertl, Pfeiffer, Schauer Elbert und Neuner 2011). Mit Hilfe der KID-NET werden die traumatischen Erlebnisse im Kontext der persönlichen Lebensgeschichte bearbeitet. Die Kinder legen entlang ihrer eigenen Lebenslinie Blumen für schöne Erlebnisse und Steine für schmerzhafte und traumatische Erlebnisse, wobei der Schwerpunkt auf der Auseinandersetzung mit den traumatischen Erlebnissen liegt. Ziel des mehrmaligen Erzählens ist es, eine chronologische Narration des eigenen Lebens zu entwickeln.

Kriegsbetroffene Kinder erleben meist extreme Traumatisierungen und entwickeln häufig psychopathologische Symptome. Klinische und psychosoziale Interventionen können diesen Kindern bei ihrer psychischen Genesung helfen und damit einen Beitrag zum gesellschaftlichen Wiederaufbau sowie zur dauerhaften Friedenssicherung leisten.

Ich danke Isabel Zimmer für ihre Unterstützung bei der Erstellung des Manuskripts.

Fallbeispiel: Francis, 14 Jahre (Gulu, Norduganda, 2006)

Wir treffen den 14-jährigen Francis in Gulu, der uns seine Lebensgeschichte mit Hilfe der »Lebenslinie« erzählt. Während er eine Blume legt, erzählt er, wie ihm seine Großmutter früher immer Geschichten erzählt hat, während sie für die ganze Familie kochte. Francis hat gern Fußball gespielt und erzählt stolz, dass er bei Wettrennen auch meist der schnellste war, und legt eine weitere Blume. »Dann«, lenkt er

Klinische und psychosoziale Interventionen können diesen Kindern bei ihrer psychischen Genesung helfen und damit einen Beitrag zum gesellschaftlichen Wiederaufbau sowie zur dauerhaften Friedenssicherung leisten.

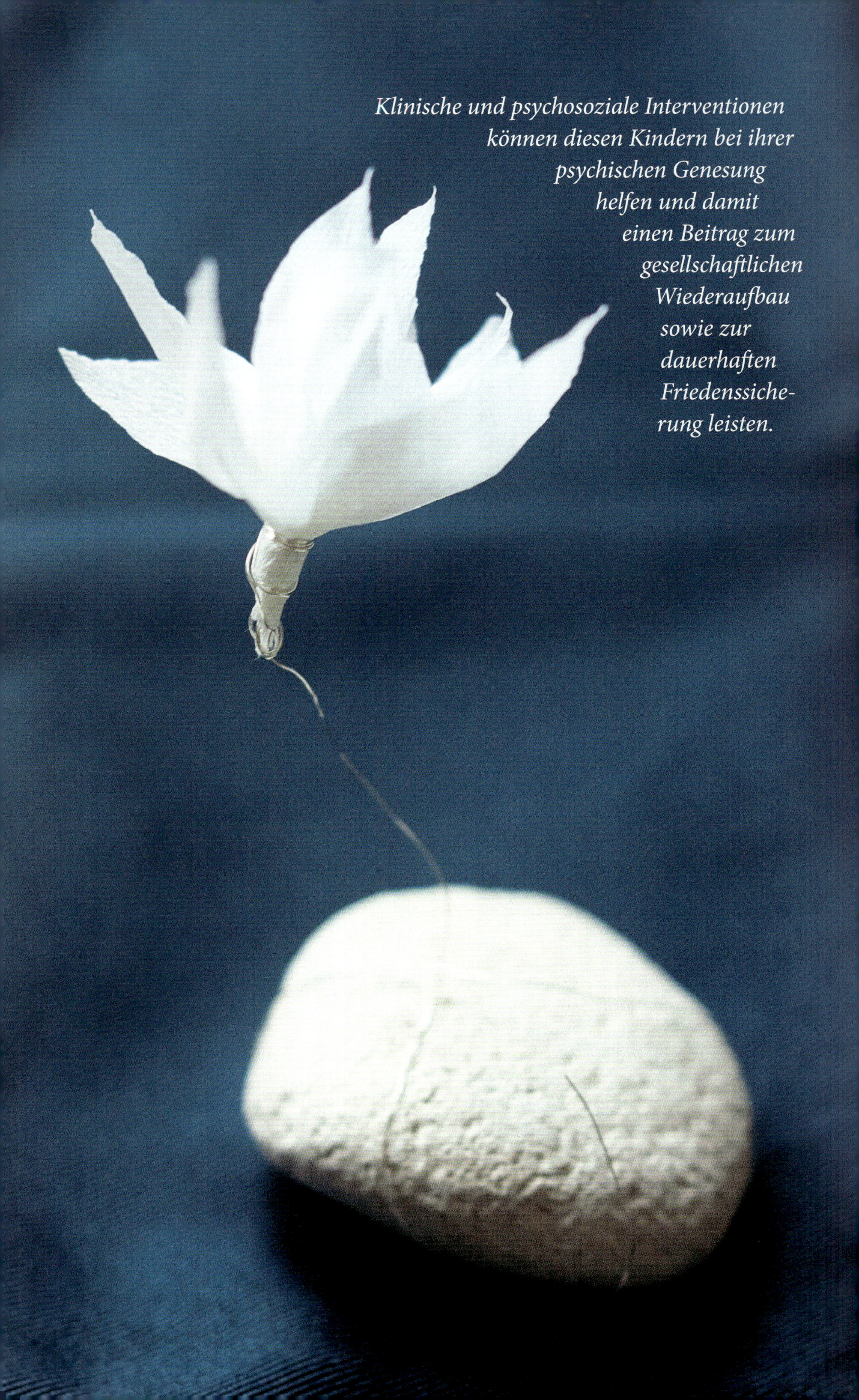

ein, »ist alles anders geworden.« Die Sicherheitslage hat sich immer mehr verschlechtert und die Familie musste ihr Dorf verlassen und in ein Flüchtlingscamp ziehen.

Die Camps werden von der ugandischen Armee bewacht und sollen Schutz gegen die Übergriffe der Rebellen bieten. Mitte 2002 war die ugandische Armee nicht mehr in der Lage, die Flüchtlinge in ihren Camps zu beschützen. Immer wieder kam es zu nächtlichen Angriffen. Eines Nachts wurde auch das Camp von Francis und seiner Familie angegriffen und zum Teil niedergebrannt. Francis legt einen Stein. In den darauf folgenden Nächten versteckte sich Francis mit seinen Geschwistern, aus Angst vor neuen Angriffen, im Busch außerhalb des Camps. »Ich erinnere mich noch ganz genau«, sagt Francis, »ich war gerade aufgestanden und dabei, mir mein Gesicht zu waschen, als die Rebellen kamen. Und dabei hatte mein Vater doch alles organisiert, um mich und meine Geschwister am nächsten Tag in der Stadt in Sicherheit zu bringen. … Mein Vater und ich sind dann vor den Rebellen weggerannt. Die Rebellen haben sofort auf uns geschossen. Mich haben sie verfehlt, doch mein Vater wurde erschossen. Mich haben die Rebellen gefangen und verschleppt«, berichtet Francis und legt einen weiteren Stein.

Damals war Francis elf Jahre alt. Während seiner Zeit bei den Rebellen musste er unvorstellbare Gräueltaten begehen. So wurde er nicht nur gezwungen, zu kämpfen und Dörfer zu plündern, sondern musste auch ein anderes Kind, das versucht hatte zu fliehen, mit einem Stock zu Tode prügeln. Viele Steine säumen jetzt die Lebenslinie des Kindes.

Geflohen ist Francis dann zwei Jahre nach seiner Entführung, während eines Angriffs der ugandischen Armee. Francis möchte gern wieder zur Schule gehen und anschließend Fahrer oder Mechaniker für Motorräder werden. »Ich habe jedoch keine Ahnung, wie ich das Ganze hinbekommen soll«, beendet Francis unser Gespräch.

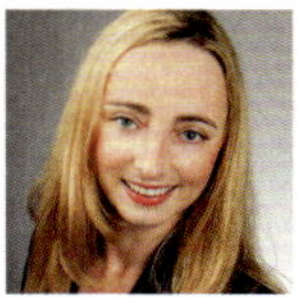

Fionna Klasen, Dr. phil., Diplom-Psychologin, ist stellv. Leiterin der Forschungsgruppe Child Public Health von Prof. Ulrike Ravens-Sieberer am Universitätsklinikum Hamburg-Eppendorf und forscht seit zehn Jahren zur Epidemiologie von psychischen Störungen im Kindes- und Jugendalter. Zu ihren Forschungsschwerpunkten gehören posttraumatische Belastungsstörungen bei kriegstraumatisierten Kindern. In Zusammenarbeit mit der Stiftung *Children for Tomorrow* engagiert sie sich seit 2006 für Kindersoldaten in Uganda und hat in diesem Rahmen eine Ambulanz für kinder- und jugendpsychiatrische Versorgung in Norduganda aufgebaut. Für ihre kumulative Dissertation mit dem Titel: »Children at Both Sides of the Gun – Trauma, Psychopathology and Resilience in Former Ugandan Child Soldiers« wurde sie mit dem Hedwig-Wallis-Promotionspreis für Psychosoziale Medizin ausgezeichnet.

E-Mail: f.klasen@uke.de

Literaturhinweise

Arbeitsgemeinschaft Kriegsursachenforschung. Kriege und bewaffnete Konflikte 2012. http://www.sozialwiss.uni-hamburg.de/publish/Ipw/Akuf/publ/AKUF-Analysen-11.pdf

Betancourt, T. S., Borisova, I., Williams, T. P., Meyers-Ohki, S. E., Rubin-Smith, J. E., Annan, J., Kohrt, B. A.: Research review: Psychosocial adjustment and mental health in former child soldiers. A systematic review of the literature and recommendations for future research. In: Journal of child psychology and psychiatry, and allied disciplines. 2013. doi:10.1111/j.1469-7610.2012.02620.x

Bronstein, I., Montgomery, P.: Psychological distress in refugee children: A systematic review. In: Clinical Child And Family Psychology Review, 2011/14 (1), S. 44–56. doi:10.1007/s10567-010-0081-0.

Ertl, V., Pfeiffer, A., Schauer, E., Elbert, T., Neuner, F.: Community-implemented trauma therapy for former child soldiers in Northern Uganda: A randomized controlled trial. In: Journal of the American Medical Association, 2011/306 (5), S. 503–512.

Klasen, F., Oettingen, G., Daniels, J., Adam, H.: Multiple trauma and mental health in former Ugandan child soldiers. In: Journal of Traumatic Stress, 2010/23 (5), S. 573–581. doi:10.1002/jts.20557

Klasen, F., Oettingen, G., Daniels, J., Post, M., Hoyer, C., Adam, H.: Posttraumatic resilience in former Ugandan child soldiers. In: Child Development, 2010/81 (4), 1096–1113. doi:10.1111/j.1467-8624.2010.01456.x

Maercker, A. (2009). Posttraumatische Belastungsstörungen. 3., vollständig neu bearbeitete und erweiterte Auflage. Berlin, Heidelberg.

Schmid, M., Fegert, J. M., Petermann, F.: Traumaentwicklungsstörung: Pro und contra. In: Kindheit und Entwicklung, 2010/19 (1), S. 47–63.

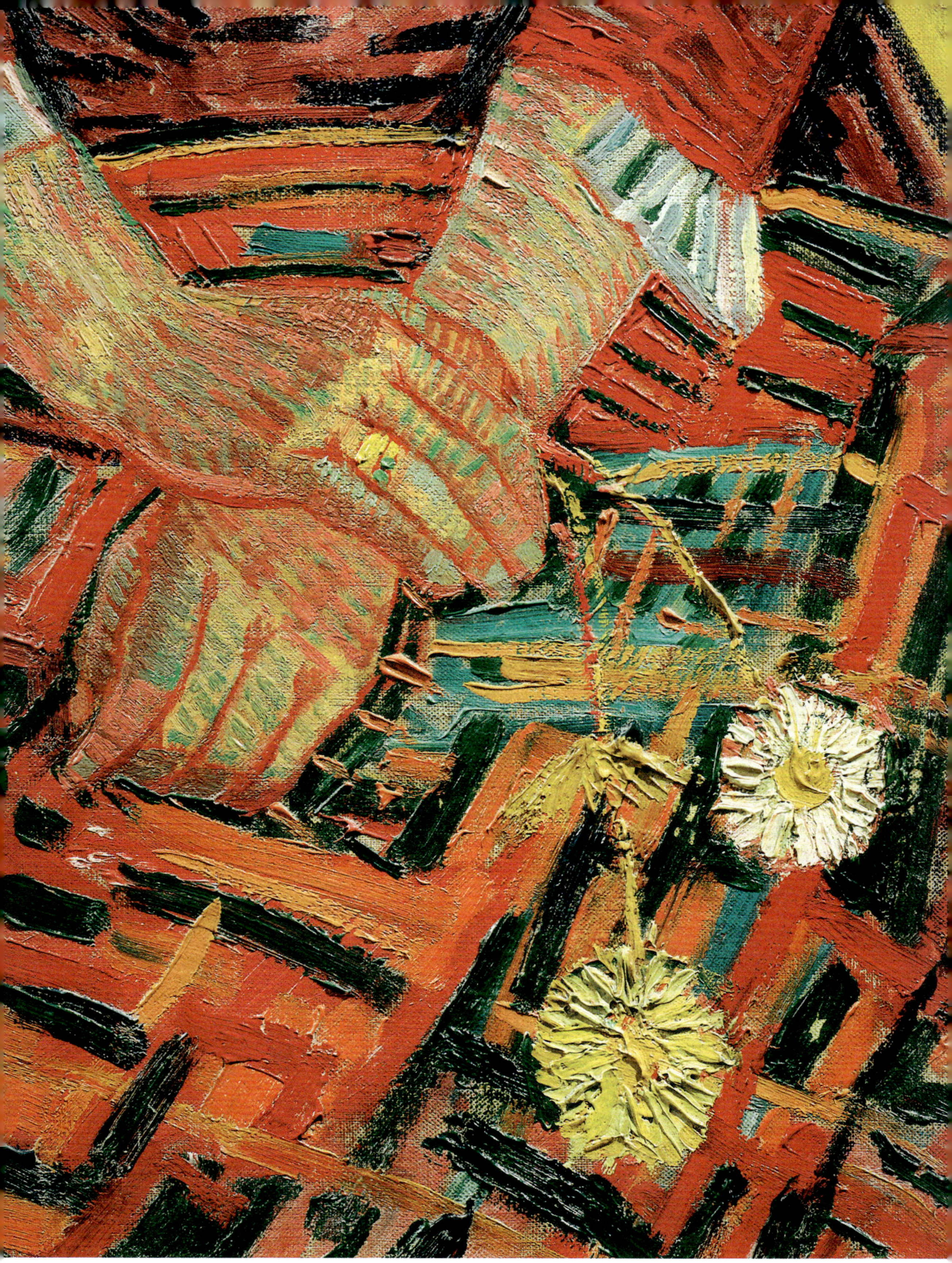

Die Stärkung des Selbstschutzes und des persönlichen Sicherheitsgefühls hat Vorrang vor allen anderen Anliegen.

Traumatische Trauer begleiten

Chris Paul

In meiner Praxis erlebe ich einzelne Klientinnen oder Klienten, die neben ihrem Trauerprozess auch ein Psychotrauma verarbeiten. Die Traumatisierung ist dabei der dominierende Reaktionsprozess und drängt alle Aspekte des Trauerprozesses in eine bestimmte Richtung. Sowohl Gefühle wie Gedanken, Körperreaktionen und die sozialen Aktivitäten sind bei traumatisierten Trauernden ähnlich denen eines Menschen, der zum Beispiel durch ein Kriegserlebnis oder sexuelle Gewalt traumatisiert ist.

Als »traumatische Trauer« bezeichnet die Arbeitsgruppe des BVT e. V. einen Trauerprozess, der durch traumatische Erlebnisse überlagert oder geprägt wird. Diese Erlebnisse stehen häufig in unmittelbarem Zusammenhang mit den Todesumständen, etwa wenn jemand einen Angehörigen nach seinem Suizid tot auffindet oder miterlebt, wie ein Angehöriger oder Freund in einer Alltagssituation an einem Herzinfarkt stirbt. Alle diese Situationen sind geprägt von subjektiv empfundener Überwältigung durch das Geschehen oder das Bild davon.

Vielen Trauernden gelingt es, diese Erfahrung des Überwältigtseins auch ohne eine Traumatherapie zu überwinden und in ihre eigentliche Tatkraft und Fähigkeit zur Lebensbewältigung zurückzukehren. Wenn dies nicht gelingt, erkennen wir das an diesen Symptomen:

- Häufig wiederkehrende Erinnerungsbilder des belastenden Ereignisses vor allem in entspannten Situationen (Flashbacks, Intrusionen);
- Erzählungen von der belastenden Situation, die im immer gleichen Wortlaut vorgetragen werden und entweder durch die immer gleichen sehr starken Gefühle begleitet oder irritierend monoton erzählt werden;
- starke Unruhe, die eine Entspannung, ruhiges Sitzen und regelmäßigen Schlaf unmöglich macht;
- die Vermeidung von bestimmten Reizen oder Orten, die mit der belastenden Situation im Zusammenhang stehen, zum Beispiel die Straße, in der jemand gestorben ist. Wenn der Ort oder der Reiz nicht vermieden werden kann, kommt es zu sehr starken Gefühlen, die als Zusammenbruch wahrgenommen werden, oder einem inneren Abschalten.

Eine Posttraumatische Belastungsstörung wird in der Regel frühestens sechs Monate nach dem überwältigenden Ereignis diagnostiziert. Ich halte es für sinnvoll, diesen zeitlichen Abstand auch für eine Einschätzung von *traumatischer Trauer* einzuhalten. Die Auswirkungen eines Psychotraumas auf den Trauerprozess sind:

- Der Tod wird auf grausame Tatsachen oder Phantasien reduziert, spirituelle Aspekte, Vorstellungen von Frieden im Tod sind nahezu unterreichbar.
- Gefühle beschränken sich auf negativ bewertete Emotionen, die für eine Traumatisierung typisch sind: Wut, Ohnmacht, Scham, Misstrauen, Angst, Hoffnungslosigkeit.
- Erinnerungen gelten nicht dem Leben mit dem Verstorbenen, sondern ausschließlich seinem Tod.
- Die Lebensveränderungen nach dem Tod orientieren sich am Trauma (zum Beispiel Triggervermeidung, Bewältigung von Übererregung und Angst).

Leidfaden, Heft 1 / 2014, S. 46–49, © Vandenhoeck & Ruprecht GmbH & Co. KG, Göttingen, 2014, ISSN 2192-1202

- Schuldzuweisungen richten sich vor allem gegen sich selbst.
- Das Selbstwertgefühl sinkt, das Bewusstsein von Selbstwirksamkeit verliert sich, ein Gefühl von aussichtlosem Ausgeliefertsein an die Umstände entsteht.

Die Reaktionen des Körpers und der Seele auf ein überwältigendes, traumatisches Ereignis sind unwillkürlich. Ein Mensch mit traumatischer Trauer kann daher nicht durch gutes Zureden oder eigene Bemühungen aufhören, sich vor seinen Erinnerungsblitzen zu fürchten, überaus nervös zu sein oder stets dasselbe zu erzählen. Wenn diese Reaktionen länger als ein halbes Jahr nach dem traumatischen Todeserlebnis anhalten, kann eine grundlegende Veränderung der eingefahrenen Erinnerungen und Reaktionen nur im Rahmen einer qualifizierten Traumatherapie bewirkt werden.

Hier werden zunächst Stabilisierungstechniken vermittelt, um dann mit einem von mehreren zur Verfügung stehenden Verfahren (EMDR, Somatic Experiencing, PITT nach Reddemann) die belastende Situation selbst neu zu erinnern und zu bewerten. Damit ermöglicht die Traumatherapie einen neuen Zugang zum Rest des Trauerprozesses. Es wird eine Blockade gelöst, die zuvor dazu geführt hat, dass der Trauerprozess sich auf die traumatischen Erlebnisse beschränkt hat.

- Der Tod wird als normale, zum Leben zugehörige Tatsache wahrgenommen, auch spirituelle Aspekte des Todes können als stärkend/beruhigend einbezogen werden.
- Gefühle bekommen auch die Qualitäten von Dankbarkeit, Liebe, Zugehörigkeit.
- Erinnerungen richten sich auf das gesamte Leben mit dem Verstorbenen und auf den Verstorbenen als ganze Person mit allen Facetten.
- Die Lebensveränderungen nach dem Tod orientieren sich am Trauerprozess (zum Beispiel Gestaltung des Grabes und der Jahrestage, Sortieren von Hinterlassenschaften, Suche nach neuen erfüllenden Tätigkeiten und Kontakten).
- Schuldzuweisungen verlieren an Bedeutung.
- Das Selbstwertgefühl steigt, der eigene Bewältigungsprozess kann mit einem gewissen Stolz betrachtet werden.

Eine Trauerbegleitung kann ebenso vor wie auch nach der Bearbeitung des traumatischen Erlebens unterstützend sein, wenn sie sich an folgende Grundsätze hält:

- Die Stärkung des Selbstschutzes und des persönlichen Sicherheitsgefühls hat Vorrang vor allen anderen Anliegen wie Gefühlsausdruck, Erinnerungsarbeit, Sinnfindung:
  - Im Einzelsetting können leichte Entspannungsübungen und Stabilisierungstechniken angeboten werden. Dazu gehören die Erarbeitung eines »Notfallkoffers« – einer Liste mit stärkenden, tröstenden Aktivitäten und Personen.
  - Im Gruppensetting können diese Techniken ebenfalls vermittelt werden, sinnvoll ist auch ein Austausch über die individuellen Techniken der Teilnehmenden.
  - Ressourcenarbeit, Entspannung und Entlastung von Stress sollten Bestandteil jeder einzelnen Gesprächstunde bzw. Gruppenstunde sein.

- Traumatrigger (Gegenstände, Sprachbilder und Situationen, die unmittelbar an die belastende Situation erinnern) werden soweit als möglich gemieden:
  - Symbolische Gegenstände und Bilder sollten auf ihre triggernde Wirkung überprüft werden – für Suizidtrauernde kann ein symbolisches Seil retraumatisierende Erinnerungen an das Erhängen wecken; wenn jemand ertrunken ist, kann für den Trauerden eine Phantasiereise, in der viel von Wasser die Rede ist, verstörend wirken.

- Selbstwirksamkeitserleben stärken:
  - Gesprächsimpulse sollten auf Bewältigungsstrategien, erlebte Unterstützung und konkrete nächste Schritte zielen.
  - In Gruppensettings profitieren die Teilnehmenden davon, wenn sie sich in Kleingruppen oder »Expertenrunden« als aktiv und lebensklug in den Augen der anderen erleben.

- Gefühle sollten in einem aushaltbaren Rahmen erlebt werden:
  - Gefühlsüberflutungen im Sinne von Weinkrämpfen oder körperlichem Zusammenbruch werden durch die oben genannten Herangehensweisen möglichst verhindert. Wenn sie dennoch auftreten, kann der Trauerbegleiter sie durch körperliches und emotionales Haltgeben zu einer aushaltbaren Reaktion mit erlebter kompetenter Unterstützung machen. Das unterbricht die traumatische Erfahrung, ausgeliefert und mit der Überwältigung allein zu sein.
  - In Gruppensettings sind klare Gruppenregeln besonders wichtig. Ungebetene Ratschläge oder respektloses Dazwischenreden verstärken die erlebte Ohnmacht.

- Die traumatische Situation selbst wird so wenig wie möglich thematisiert:
  - Wiederkehrende Erzählungen im gleichen Wortlaut können wertschätzend mit dem Hinweis auf eine mögliche Traumatisierung gestoppt werden.

- Erinnerungsarbeit wird gezielt angeleitet und auf ein ganzheitliches Erinnern gelenkt:
  - Dem Verstorbenen gelten Respekt und Interesse, bereichernde wie anstrengende Seiten werden erfragt.
  - Erzählungen aus weiter zurückliegenden gemeinsamen Lebenszeiten werden angeregt und neben die als traumatisch erlebte Abschiedssituation gestellt.
  - Phantasien von Leid, Schmerz und körperlichen Zerstörungen werden behutsam hinterfragt, neue Phantasien angeregt.
  - Spirituelle Vorstellungen vom Sterben und »Totsein« werden angeregt und auch auf einen als traumatisch erlebten Tod angewandt.

- Selbstsorge ernst nehmen:
  - Traumatische Trauer weckt bei den Begleitenden verstärkt Ängste, Neugier, Abwehr und Aktivismus. Die eigene Haltung sollte regelmäßig überprüft und gestärkt werden.
  - Eigene Traumatisierungen können angetriggert werden, Begleitungen von traumatischer Trauer profitieren sehr von Supervision.
  - Das eigene Methodenrepertoire kann davon profitieren, sich mit körperlichen Entspannungstechniken wie Yoga oder Progressiver Muskelentspannung auseinanderzusetzen. Hypnosetechniken können hilfreich sein. Eine Fortbildung zum Traumafachberater oder Traumatherapeuten kann eine gute Ergänzung für die eigene Arbeit sein, dann können die Begleitung des Trauerprozesses und die Bearbeitung des traumatischen Erlebens in einer Beratungsbeziehung durchgeführt werden.

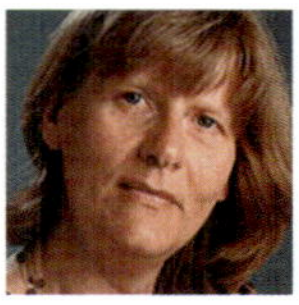

Chris Paul ist Trauerbegleiterin, Fachbuchautorin sowie Referentin u. a. in Palliative-Care-Kursen, an der Mildred-Scheel-Akademie in Köln, bei der Malteser-Akademie in Bonn sowie an der Kardinal-Konig-Akademie in Wien. Sie arbeitet in ihrer eigenen Bonner Praxis für Trauerbegleitung, ist Gründungsmitglied des Bundesverband Trauerbegleitung e. V. (BVT) und leitet seit 2002 das TrauerInstitut Deutschland.

E-Mail: info@chrispaul.de

Krankheitserfahrung als Psychotrauma

Franziska Geiser

Der Begriff des Traumas stammt aus dem Altgriechischen (*τραύμα*) und bedeutet dort »Wunde, Verletzung, Niederlage«. In der Medizin bezeichnet man als Trauma eine körperliche Schädigung, die in der Regel durch Gewalt von außen entsteht. Später wurde der Begriff auch für seelische Verletzungen übernommen. Nicht immer ist in der Literatur eindeutig, ob mit dem Begriff »Trauma« das verursachende Ereignis oder die beim Betroffenen entstandene Schädigung bezeichnet wird; in diesem Artikel ist im Sinne der obigen Definition stets die Schädigung gemeint.

Während im 19. Jahrhundert auch ein seelisches Trauma als gewaltsam und physisch verursacht galt, etwa durch ein schweres Eisenbahnunglück (Wolfram 2013), nutzte Sigmund Freud, Begründer der Psychoanalyse, den Begriff »Trauma« ab 1893 für die Bezeichnung von verdrängten, emotional nicht ausreichend verarbeiteten intensiven emotionalen Erlebnissen. Damit rückte eine wichtige Bedingung für eine Traumatisierung in den Vordergrund, nämlich die subjektiv fehlende Möglichkeit, das Erlebte in die bisherige Lebenserfahrung zu integrieren. Freud schrieb: »Es ist so, als ob diese Kranken mit der traumatischen Situation nicht fertig geworden wären, als ob diese noch als unbezwungene aktuelle Aufgabe vor ihnen stände« (Freud, 1916–17/1969, S. 274).

Hiermit übereinstimmend definieren Fischer und Riedesser ein Trauma als »ein vitales Diskrepanzerlebnis zwischen bedrohlichen Situationsfaktoren und den individuellen Bewältigungsmöglichkeiten, das mit Gefühlen von Hilflosigkeit und schutzloser Preisgabe einhergeht und so eine dauerhafte Erschütterung von Selbst- und Weltverständnis bewirkt« (1998, S. 79). Damit verschiebt sich der Schwerpunkt der Betrachtung von einem für jeden als katastrophal erscheinenden Ereignis (Krieg, Gewalt) hin zu der subjektiven Verstörung des Betroffenen. Dies führt zu der Frage, ob nicht auch äußerlich weniger gewaltsame, aber innerlich erschütternde Erlebnisse wie die Erfahrung einer schweren, chronischen oder lebensbedrohlichen Erkrankung ein psychisches Trauma darstellen können.

Eine Krankheit ist, statistisch betrachtet, kein ungewöhnliches Ereignis. Dennoch rechnet kaum ein Gesunder bei seiner Zukunftsplanung wirklich mit einer schweren Erkrankung, obwohl beispielsweise die Wahrscheinlichkeit für eine spätere Krebserkrankung für 40-Jährige bei über 40 Prozent liegt (Robert-Koch-Institut 2012). Vielleicht ist diese positive Verzerrung unserer Erwartung eine Bedingung dafür, zuversichtlich und hoffnungsfroh leben zu können. Andererseits stellt eine schwere Erkrankung für den Betroffenen wie auch die Angehörigen dann oft einen »Sturz aus der normalen Wirklichkeit« (Gerdes 1984) dar.

Eine schwere Erkrankung ist nicht nur eine Bedrohung unserer körperlichen Integrität und Leistungsfähigkeit, im schlimmsten Fall unseres Lebens und der Beziehungen zu denen, die uns lieb sind. Auch eine objektiv weniger gravierend erscheinende Krankheit kann unser Selbstbild erschüttern, weil wichtige Pfeiler, auf denen dieses ruht, in Frage gestellt werden. Das kann die körperliche Attraktivität sein, das Gefühl von Jugendlichkeit und Unverwundbarkeit, das Sich-verlassen-Können auf die eigene Stärke, die soziale Rolle als Hilfe-Geber für andere, die Sicherheit, immer einen Ausweg zu wissen. Auch das Weltbild kann erschüttert sein, das Gerechtigkeits-

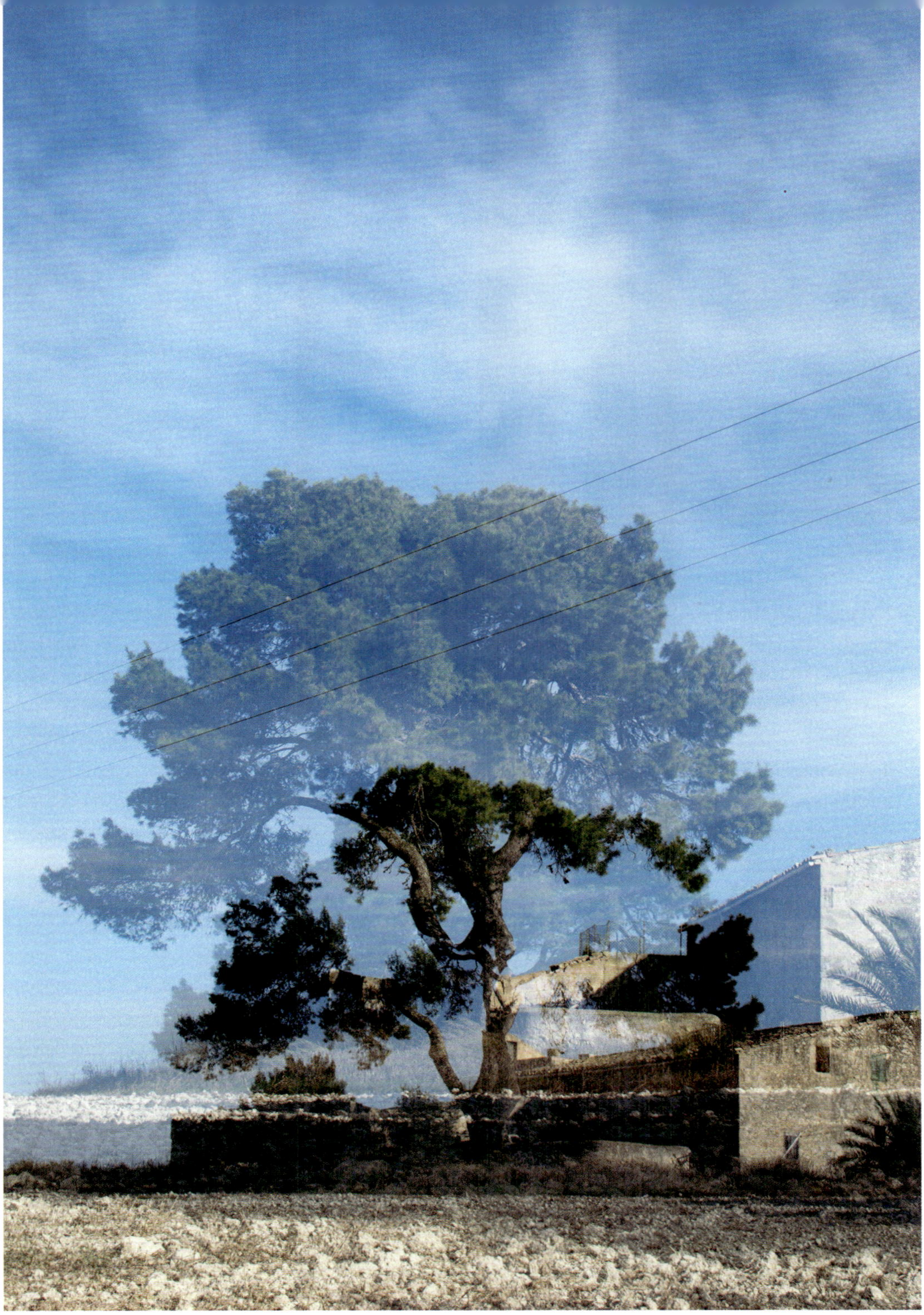

carlitos / photocase.com

gefühl, die Verlässlichkeit von Lösungen durch Wissenschaft und Technik, das Vertrauen, dass einem selbst nichts Schlimmes passieren werde, der eigene Glaube.

Eine schwere Erkrankung entzieht sich unserem Zutun, sie passt nie in die Lebensplanung, es gibt selten eine schlüssige Erklärung, warum sie jetzt und hier auftritt, sie lässt sich durch eigenes Handeln oft nur wenig beeinflussen. Daraus entstehen Hilflosigkeit und die Notwendigkeit, das eigene Schicksal in fremde und anonyme Hände zu legen, sich in die fremdbestimmte »Maschinerie« eines Krankenhauses zu begeben. Kontrollverlust und Ausgeliefertsein sind Themen, welche Patienten mit körperlichen Erkrankungen, die ich in der Klinik konsiliarisch psychosomatisch-psychotherapeutisch begleitet habe, sehr häufig als in höchstem Grad bedrohlich empfinden.

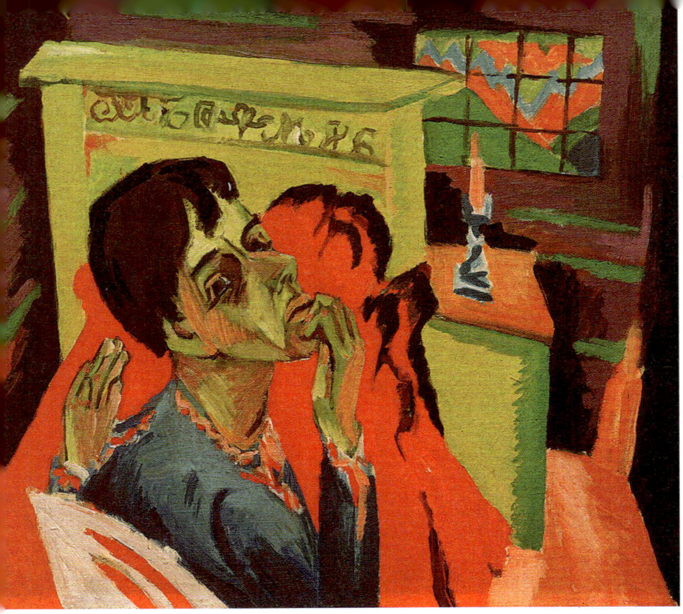

Ernst Ludwig Kirchner, Selbstporträt als Kranker, 1918 / akg-images

Kontrollverlust und Ausgeliefertsein sind Themen, welche Patienten mit körperlichen Erkrankungen sehr häufig als in höchstem Grad bedrohlich empfinden.

So berichtete ein 54-jähriger Patient mit einer sichtbaren Hauterkrankung und darauffolgenden depressiven Entwicklung, dass es für ihn völlig unmöglich sei, sich vorzustellen, mit dieser Erkrankung zu leben. Er sei bis heute stolz auf seine Leistungsfähigkeit und Fitness, »ich halte auch bei den Dreißigjährigen noch mit«. Auch wenn die Hauterkrankung ihn nur für die Zeit einer stationären Behandlung am Training hinderte, erlebte er sie doch als für alle erkennbares Zeichen seiner Verwundbarkeit, das er nicht akzeptieren konnte.

Eine 60-jährige Krebspatientin stellte sich mir gegenüber als psychisch stabil und zuversichtlich dar, ihre Töchter berichteten von Ängsten und Weinanfällen zu Hause. Für sie durfte dies aber nicht sein, da sie den Töchtern durch die Trennung vom Vater genug zugemutet habe und diesen nicht noch eine »nutzlose Mutter antun« wolle. »Wenn ich zulasse, dass diese Krankheit mein Leben beherrscht, dann schlägt sie über uns zusammen wie eine Flutwelle.«

Ein 40-jähriger herzkranker Mann gab an, dass er eine weitere Operation ablehne, weil er im Aufwachraum starke Schmerzen gehabt habe und sich nicht habe bemerkbar machen können – dieses Gefühl des Ausgeliefertseins sei für ihn das Schlimmste gewesen, noch heute erlebe er dies in seinen Albträumen wieder.

Wie oft eine körperliche Erkrankung oder auch die damit verbundene Behandlung zu einer Traumatisierung führt, ist wissenschaftlich noch nicht ausreichend erforscht. In Metaanalysen zu Ursachen einer Posttraumatischen Belastungsstörung (PTBS) kommt eine somatische Krankheit als Ursache meist gar nicht vor (zum Beispiel Kessler et al. 1995). Nach einer Behandlung auf einer Intensivstation, die in besonderer Form Bedrohlichkeit und Hilflosigkeit beinhaltet, werden in Studien Prävalenzzahlen für PTBS zwischen 0 und 64 Prozent genannt (Griffiths et al. 2007). Andere Krankheitserfahrungen sind schwerer einheitlich zu erfassen. Krauseneck et al. (2005) beziffern die PTBS-Häufigkeit nach längeren Intensivbehandlungen, nach Reanimation, koronaren Bypass-Operationen, Organtransplantationen oder Krebs auf circa 5 bis 10 Prozent. Sicher ist, dass solche Krankheitserfahrungen eine PTBS verursachen können.

Ob ein Ereignis zu einer PTBS führt, hängt – *prätraumatisch* – von der Persönlichkeit und Lebensgeschichte desjenigen ab, auf den das Ereignis trifft, *peritraumatisch* von dem objektiven Ausmaß wie auch der subjektiven Beurteilung der Bedrohung durch das Ereignis und *posttraumatisch* von der Möglichkeit des Austauschs über die Belastung und die erfahrene soziale Unterstützung. Dies gilt auch für eine körperliche Erkrankung. Eine PTBS kann allerdings nur dann diagnostiziert werden, wenn definierte diagnostische Kriterien (Intrusionen, Vermeidungsverhalten, Hyperarousal, siehe ICD-10, WHO 2008) erfüllt sind. Häufiger wird man bei belastenden

Krankheitserfahrungen die Diagnose einer Anpassungsstörung stellen.

Bei der Anpassung an eine Krankheitserfahrung ist ein zentrales Thema, aus der Hilflosigkeit heraus wieder ein Gefühl von Sinnhaftigkeit, Kohärenz und Kontrolle für die Erkrankung selbst wie auch für deren Einbettung in das eigene Leben zu gewinnen. Dabei geht es weniger darum, wie erklärbar oder beeinflussbar die Erkrankung medizinisch gesehen ist, als um den subjektiven Erlebens- und Erzählfaden des Betroffenen im Rahmen seiner Lebensgeschichte. Aus den traumatisch unverbundenen Erlebnis- und Erinnerungsfragmenten des Krankheitserlebens eine erzählbare, trotz möglicher Ambivalenzen nachvollziehbare und mit erträglichen und mitteilbaren Gefühlen verbundene Geschichte zu bilden ist eine zentrale Aufgabe der Verarbeitung einer traumatisch erlebten Erkrankung. Liegen Symptome einer PTBS vor, so ist eine fachgerechte Psychotherapie und gegebenenfalls auch Psychopharmakotherapie indiziert.

Wie alle Lebenskrisen kann eine schwere Erkrankung aber nicht nur traumatisierend wirken, sondern in manchen Fällen auch eine Chance zur positiven persönlichen Veränderung bieten. In der Literatur wird dies unter dem Begriff des *posttraumatischen Wachstums* beschrieben. Als begünstigende Faktoren für posttraumatisches Wachstum werden Copingstrategien benannt wie aktives, problemfokussiertes Coping, Neubewertung, Akzeptanz, Spiritualität/Religiosität und das Aufsuchen von emotionaler Unterstützung. Psychotherapeutische Interventionen, welche die Krankheitsverarbeitung fördern, haben auch einen positiven Effekt auf posttraumatisches Wachstum gezeigt (Barskova und Oesterreich 2009).

Dass posttraumatisches Wachstum möglich ist, verlangt jedem professionellen Helfer gegenüber den Betroffenen den größten Respekt ab, sollte uns aber nicht dazu verleiten, unsere eigene Hilflosigkeit zu lindern, indem wir Betroffene darauf verweisen. Niemand muss an seiner Krankheit wachsen. Aber jeder hat das Recht, so unterstützt zu werden, dass er seine Krankheit als möglichst wenig traumatisch erleben muss und dass seine ihm ganz eigene Krankheitsverarbeitung so gut wie möglich gelingt.

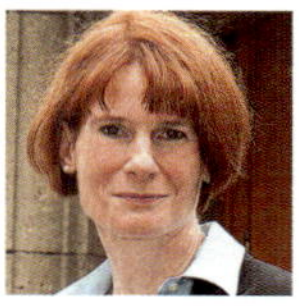

Prof. Dr. Franziska Geiser ist Professorin für Psychosomatische Medizin und Psychotherapie am Universitätsklinikum Bonn und leitet dort neben der psychosomatisch-psychotherapeutischen Station (Schwerpunkte: Essstörungen, Angststörungen) auch den psychosomatischen Konsiliardienst. Wissenschaftlich hat sie sich vor allem mit Angststörungen und deren physiologischen Begleiterscheinungen, Psychotherapieforschung und Psychoonkologie beschäftigt.

E-Mail: franziska.geiser@ukb.uni-bonn.de

Literaturhinweise

Barskowa, T., Oesterreich, R.: Post-traumatic growth in people living with a serious medical condition and its relations to physical and mental health: A systematic review. In: Disability and Rehabilitation 2009, 31, S. 1709–1733.

Fischer, G., Riedesser, P.: Lehrbuch der Psychotraumatologie. München 1998.

Freud, S.: Vorlesungen zur Einführung in die Psychoanalyse (1916–17). Studienausgabe Band 1, Kapitel 18. Frankfurt a. M. 1969.

Gerdes, N.: Der Sturz aus der normalen Wirklichkeit und die Suche nach dem Sinn. In: Deutsche Arbeitsgemeinschaft für Psychoonkologie (Hrsg.): Ergebnisbericht der 2. Jahrestagung der Deutschen Arbeitsgemeinschaft für Psychoonkologie, Bad Herrenalb 1984, S. 28–56.

Griffiths, J., Fortune, G., Barber, V., Young, J. D.: The prevalence of post traumatic stress disorder in survivors of ICU treatment: A systematic review. In: Intensive Care Medicine 2007, 33, S. 1506–18.

Kessler, R. C., Sonnega, A., Bromat, E., Hughes, M., Nelson, C. B.: Posttraumatic stress disorder in the national comorbidity survey. In: Archives of General Psychiatry 1995, 52, S. 1048–1060.

Krauseneck, T., Rothenhäusler, H. B., Schelling, G., Kapfhammer, H. P.: Posttraumatische Belastungsstörung bei somatischer Erkrankung. In: Fortschritte Neurologie – Psychiatrie 2005, 73, S. 206–217.

Robert-Koch-Institut (Hrsg.) und die Gesellschaft der epidemiologischen Krebsregister in Deutschland e. V. (Hrsg.): Krebs in Deutschland 2007/2008. Berlin 2012.

WHO (Hrsg.): Internationale Klassifikation psychischer Störungen. ICD-10, Kapitel V (F). 6. Auflage. Übers. und hrsg. von H. Dilling, W. Mombour, M. H. Schmidt. Bern 2008.

Wolfram, E.: Der Wandel des Begriffs Trauma und seine gegenwärtige Bedeutung in der psychoanalytischen Theorieentwicklung. Vortragsfassung. Download 22.08.13. http://www.psychoanalyse.org/Portals/0/vortrag/wolfram_eva0110.htm

Das Leben schont uns nicht

Leben nach traumatischen Erlebnissen

Monika Lutz

Man kann lernen,
den Schmerz und das Leid
nach einem schrecklichen
Schicksalsschlag anzunehmen.
Man lernt durch den Schmerz hindurchzugehen
und ihn anzunehmen,
ohne daran zu zerbrechen.
Nur: Man weiß zu Beginn nicht,
ob man es schafft,
und wann man es schafft –
das weiß man auch nicht.
Verfasser unbekannt

Was ein Unglück mit Menschen machen kann

Wir Menschen haben gute Schutzmechanismen, uns nicht zu sehr mit dem Unglück anderer Menschen oder mit der eigenen Vergänglichkeit zu beschäftigen. Aber das Leben schont uns nicht. Traumatische eigene Erlebnisse oder auch die nahestehender Menschen reißen diesen Schutzmechanismus nieder und verunsichern uns. Sie führen uns die eigene Verletzlichkeit und Endlichkeit schonungslos vor Augen.

Doch nicht immer ziehen traumatische Erfahrungen schwerwiegende Folgen und Störungen nach sich, wie Hilarion Petzold (1999) betont: »wir sind von der Evolutionsbiologie dazu ausgestattet, Traumatisierungen nicht nur zu überleben, sondern auch, sie zu verdauen und damit umzugehen, sie in unser Selbstkonzept und in unsere Persönlichkeit zu integrieren. Sonst hätten wir die Evolution nicht überlebt.«

Je nach Mensch und Art des Ereignisses und dem Grad der Vorbelastung des betroffenen Menschen hinterlassen schreckliche Ereignisse auch ohne Posttraumatische Belastungsstörung deutliche psychische und auch körperliche Spuren, die vom Umfeld eher als befremdlich oder irritierend wahrgenommen werden oder die ganz einfach dazu führen können, dass sich Menschen in der Familie und im Freundeskreis Sorgen machen. Nicht selten fühlen sie sich im Kontakt mit dem betroffenen Menschen überfordert. Und tatsächlich haben Menschen die Sorge, dass sie durch das Ansprechen oder Nachfragen die Situation des betroffenen Menschen noch verschlimmern. Da sprechen sie die »Angelegenheit« erst lieber gar nicht an und spüren doch weiterhin, die Not die bleibt, auch bei ihnen selbst.

- Wie aber lebt man mit einem nahestehenden Menschen nach schwersten Lebensereignissen weiter?
- Wie arbeitet man mit dem betroffenen Menschen zusammen, wenn man sich Sorgen macht und doch irgendwie auch selbst betroffen ist?
- Kann man denn wirklich helfen, wenn doch eigentlich Fachleute wie Ärzte, Psychiater, Psychologen oder Seelsorger zuständig sind und man so wenig Ahnung hat, Laie ist?

Und es stellt sich auch die Frage:

- Was kann man tun, wenn die Folgen eines traumatisierenden Erlebnisses so gravierend und lang andauernd sind, dass man eindeutig spürt, dass fachliche Hilfe notwendig wird?

Leidfaden, Heft 1 / 2014, S. 54–57, © Vandenhoeck & Ruprecht GmbH & Co. KG, Göttingen, 2014, ISSN 2192-1202

Stöbert man wie ich bei der Vorbereitung des Artikels durch die Fachliteratur zum Thema Trauma oder Psychotrauma, wird schnell klar, dass es nur sehr wenig Informationen und Anleitungen für Angehörige und Mitmenschen in der täglichen Begleitung von Menschen nach traumatischen Erlebnissen gibt.

Das Leben geht weiter – aber nicht mehr wie zuvor

Entscheidend für die Entwicklung von Schwierigkeiten, die auf traumatische Erfahrungen folgen, ist nicht nur, wie grausam das Trauma an sich war, sondern wie es unmittelbar in der Folge weitergeht. Das Danach hat eine große Bedeutung, denn Traumatisierung ist keine individuelle Beeinträchtigung, die der oder die Betroffene nur mit sich selbst ausmacht. Sie beeinflusst massiv die Beziehungen und verändert deren Qualität. Traumatisierungen können sich daher auch zu Beziehungsstörungen in der Familie, im Freundeskreis und im Berufsfeld auswachsen.

Traumafolgen sind noch keine Traumafolgestörungen

Beinahe immer sind Menschen nach einem schrecklichen Ereignis verändert und zeigen Reaktionen und Verhaltensweisen, die sie und ihre Mitmenschen verunsichern können und im schwierigsten Fall auch Abwehr und Nichtverstehen erzeugen. Dieses neue »Anderssein« ist befremdend und beunruhigt. Der Gedanke oder das Gefühl, »verrückt zu sein«, drängt sich nicht selten für den Betroffenen als Erklärungsmöglichkeit auf. Und gewissermaßen sind die Menschen zunächst auch dem normalen Alltag entrückt.

Reaktionen auf ein Trauma

Die folgende Aufzählung widmet sich den Reaktionen und Verhaltensweisen, die zunächst alle Menschen nach extremen Erfahrungen zeigen. Sie werden klinisch auch als *akute Belastungsreaktionen* und später (nach mehr als zwei Tagen) *Belastungsstörungen* benannt. Erst wenn diese über einen Zeitraum von vier Wochen andauern oder sich verschlimmern, fallen sie unter den Begriff der *PTBS*, der *Posttraumatischen Belastungsstörung.*

Ungewolltes Wiedererleben
Viele Menschen bleiben zunächst im Trauma regelrecht hängen und erleben es in Form von unkontrollierbaren und sich aufdrängenden Gedanken, Erinnerungen oder körperlichen Angstreaktionen wieder.

Übererregtheit und Schreckhaftigkeit
Zur körperlichen Übererregtheit, in der Fachsprache *Arousal* genannt, gehören übermäßige Schreckhaftigkeit, erhöhte Aufmerksamkeit, Unkonzentriertheit, Schlafstörungen, Reizbarkeit und Kontrollverhalten wie beispielsweise mehrfaches Überprüfen, ob der Ofen ausgeschaltet ist oder die Tür verschlossen wurde.

Vermeidungsverhalten
Vermeidung von Situationen oder Aspekten, die an das traumatische Ereignis erinnern. Auch Gefühle, die mit dem Erlebten einhergehen, werden vermieden. Gleichfalls der Ort des Geschehens. Das Auftreten von Schuldgefühlen kann dieses Verhalten noch bestärken.

Gefühlstaubheit
Das Gefühl emotionaler Taubheit wird auch als *Numbing* bezeichnet. Es führt dazu, dass sich die Betroffenen wahrnehmen, als hätten sie keine Gefühle mehr (wie in Watte gepackt). Das Tun der umgebenden Menschen wird wie durch eine Scheibe oder Wand getrennt wahrgenommen. Alltägliche Dinge berühren den oder die Betroffene nicht mehr. Das kann zu Rückzug und Isolation führen. Viele Betroffene bezeichnen diese Erfahrung auch als Schockzustand.

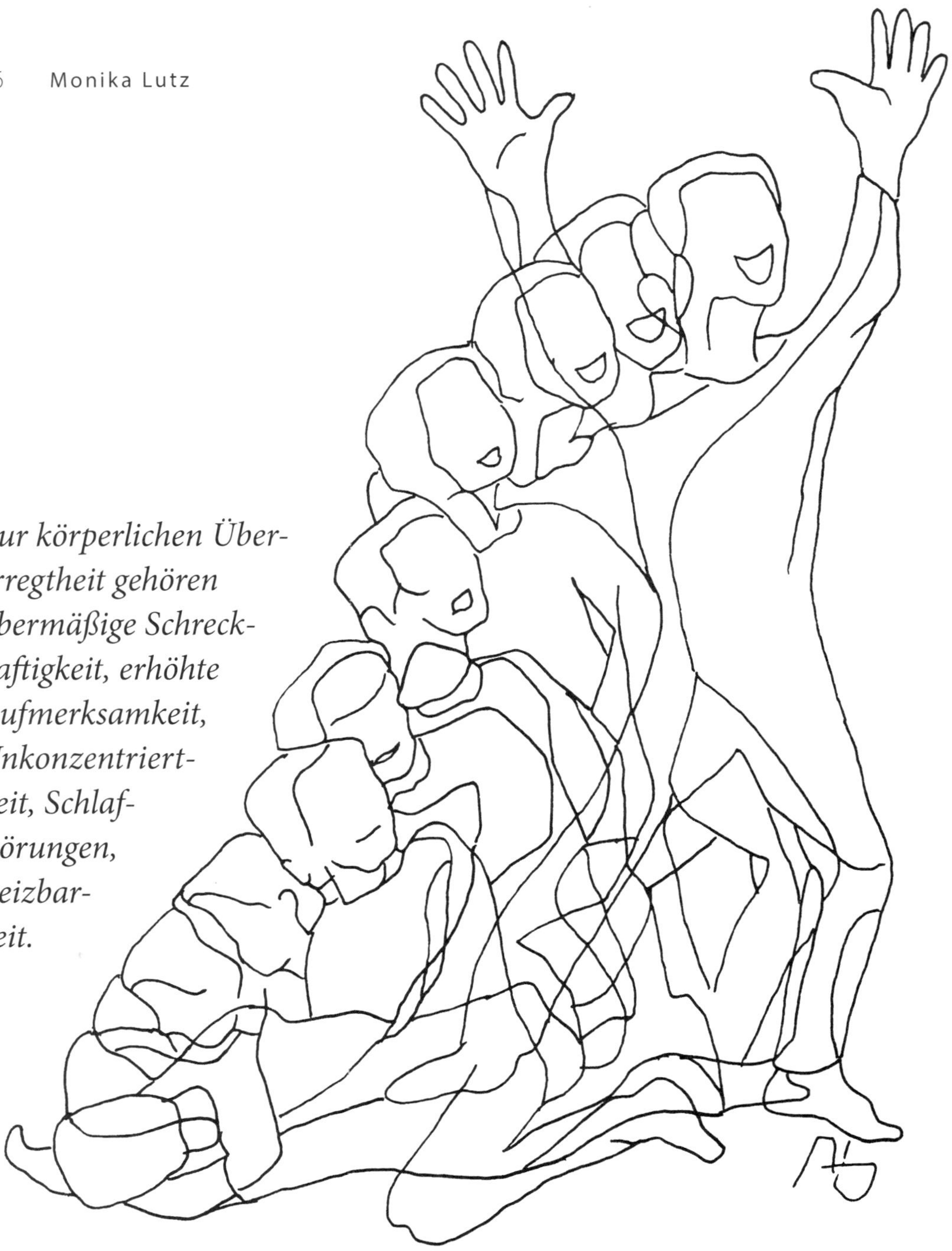

Zur körperlichen Übererregtheit gehören übermäßige Schreckhaftigkeit, erhöhte Aufmerksamkeit, Unkonzentriertheit, Schlafstörungen, Reizbarkeit.

Veränderung des Zeitgefühls
Der intensive innerpsychische Prozess der Traumabewältigung führt für viele Menschen zu einer Art »Verlangsamung der Zeit«. Dies kann durch einen gestörten Wach-Schlaf-Rhythmus noch intensiviert werden.

Auswirkungen auf Beziehungen
Angehörige erleben den Menschen oft als stark verändert: Der oder die Betroffene wendet sich ab oder zieht sich zurück, erscheint im Kontakt verändert oder fordert mehr Aufmerksamkeit. Wichtig ist, dass dies nicht als veränderte Qualität der Beziehung gedeutet wird, sondern als normale Reaktion auf ein unnormales Lebensereignis erkannt wird (vgl. Thierbach und Butollo 2005, S. 24–32).

Was Angehörige tun können

Wenn Angehörige Verständnis für die besondere Situation zeigen und beispielsweise den Rückzug des traumatisierten Menschen als Schutzmechanismus respektieren, haben sie die Möglichkeit, durch ihre reine Anwesenheit Hilfestellung zu geben.

Breitet sich der Rückzug des Menschen aus, so sollten Partner und Freunde ihre Sorge darum auch kundtun.

Geschichten und Erzählungen aus der Praxis sind es, die uns die existenziell wichtige Unterstützung durch Partner und Angehörige vor Augen führen. Ein junger Polizist, der Zeuge eines grausamen Verkehrsunfalls mit zwei Verkehrstoten wurde, berichtete mir von der Unterstützung durch seine Frau:

> Meine Frau war einfach toll. Sie nahm mich öfter an der Hand, kochte mein Lieblingsessen und fragte nicht viel nach. Das Allerwichtigste jedoch war für mich, dass sie mir im Alltag einfach mal Fotos von sich und unserem kleinen Sohn per SMS schickte. Einfach so – zwischendurch. Ich weiß bis heute nicht, woher sie wusste, was sie da tat. Sie tat es einfach und machte mir das Leben dadurch langsam wieder bunter. Nichts ging mehr. Ich konnte nicht sprechen darüber. Es hat Monate gedauert, bis ich wieder halbwegs normal denken und handeln konnte.

Wichtig ist es zu wissen, dass auch Angehörige unter Umständen traumatisiert werden, wenn sie sich zu sehr mit der Situation des traumatisierten Menschen identifizieren. Dann laufen sie Gefahr, die gleichen Symptome zu entwickeln. Sie sollten sich auch nicht ungut fühlen, weil sie sich selbst besser fühlen als der betroffene Mensch. Sie können auch nur begrenzt auf die Symptome Einfluss nehmen und benötigen viel Geduld und Ausdauer. Hilfreich kann ein ehrlicher Austausch sein, wenn sich die Unterstützung als zu schwierig erweist und es notwendig erscheint, dass fremde Hilfe in Anspruch genommen wird.

Hilfreiche Reaktionen des Umfelds

Dem Umfeld kommt eine weitere Schlüsselfunktion zu. Es ist wichtig für die betroffenen Menschen, Verständnis von Freunden und Kollegen zu erfahren. So kann sich ein Gefühl einstellen, dass trotz eigener Veränderung die Akzeptanz und Wertschätzung von Freunden und Kollegen bleiben. Wenn jedoch im beruflichen Umfeld keine Hilfe und Unterstützung angeboten werden und ausgesprochen oder unausgesprochen erwartet wird, dass der Mensch nach schwierigsten Lebensereignissen einfach wieder zu funktionieren hat, kann dies ganz schnell zu Überforderungssituationen führen. Die Arbeitswelt richtet sich in der Regel nicht nach beeinträchtigten Mitarbeitern. Vielmehr sind Leistungsfähigkeit und Belastbarkeit gefragt. Dennoch kommt Arbeitgebern auch eine Fürsorgepflicht zu und viele Vorgesetzte bemühen sich auch, den Menschen Zeit für ihre Genesung zu geben. Falls die Folgen einer Traumatisierung sehr gravierend sind, kann und muss diese auch als ernsthafte »Erkrankung« betrachtet werden, denn Mitarbeiter haben auch einen Anspruch darauf, wieder gesund zu werden.

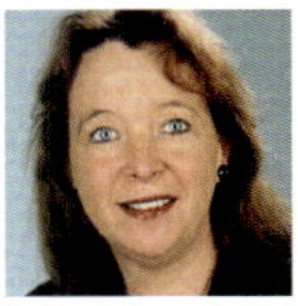

Monika Lutz, Diplom-Pädagogin, Traumapädagogin und Supervisorin (DGSv), ist seit 1998 in der Psychoonkologie, Hospizarbeit und Palliative Care sowie in eigener Praxis tätig.

E-Mail: monika.lutz.trier@googlemail.com

Literaturhinweise

Petzold, H. G.: Lebensgeschichte verstehen lernen heißt, sich selbst und andere verstehen lernen. Über Biographiearbeit, traumatische Belastungen und Neuorientierung. In: Behinderte in Familie, Schule und Gesellschaft Nr. 6/1999 Graz.

Schäfer, U., Rüther, E., Sachsse, U.: Hilfe und Selbsthilfe nach einem Trauma. Ein Ratgeber für seelisch schwer belastete Menschen und ihre Angehörigen. 2. Auflage. Göttingen 2009.

Thierbach, R., Butollo, W.: Trauma – Leben nach einer extremen Erfahrung. Schicksalsschläge bewältigen, innere und äußere Kräfte aktivieren und neue Wege finden. Stuttgart 2005.

Würde und traumatische Trauer

Luise Reddemann

Unter traumatischer Trauer versteht man zum einen Trauer, die im Kontext von und nach Traumatisierungen auftritt, und zum anderen auch eine besondere Art des Trauerprozesses, der bei Verlusten mit traumatischer Qualität auftreten kann. So wissen wir zum Beispiel, dass die Begleitung eines Schwerkranken wegen der damit einhergehenden Ohnmacht traumatisch erlebt werden kann und dass vor allem Eltern, die schwerkranke, sterbende Kinder begleiten, zu einem nicht geringen Prozentsatz Posttraumatische Belastungsstörungen entwickeln. Auf der anderen Seite stehen akute, unerwartete Verluste, die sich traumatisch auswirken können, in jüngerer Zeit etwa der Verlust eines nahen Menschen durch den Tsunami Ende 2004.

Würde und Entwürdigung

Wenn wir traumatischer Trauer begegnen, stellt sich die Frage der Würde bald, und zwar der uns allen innewohnenden Würde und inwieweit wir unsere eigene Würde und die von anderen anerkennen und fördern. Traumatisierte Menschen empfinden häufig durch den Verlust ihres Wertgefüges, Verlust des Selbstwertgefühls und des Vertrauens in die Welt, auch einen Würdeverlust (Reddemann 2008). Nach meinem Verständnis kann man allerdings die Würde nicht verlieren, man kann aber das Empfinden für Würde und die Gewissheit darüber verlieren. Hier sind Begleiterinnen und Begleiter gefordert, helfend und unterstützend einzugreifen.

Beim Nachdenken über Würde geht es immer auch um die Gegenseite, nämlich Entwürdigung, Demütigung und Beschämung. Einige Philosophen definieren daher Würde auch »als Recht, nicht erniedrigt zu werden« (Schaber 2003; Stoecker 2003). So erscheint mir der Respekt vor der Würde eines Menschen, eines anderen oder des eigenen Selbst, wie ein Gegenmittel gegen alle Aspekte der Entwürdigung.

Angst, Scham und Trauer können traumatisch gefärbt sein. Diese traumatisch geprägten Emotionen entwickeln sich aufgrund von massiven, mit Ohnmacht einhergehenden Erfahrungen, unter Umständen verbunden mit Demütigung, Beschämung und Entwürdigung. So können Sterbenskranke und ihre Angehörigen sich durch das medizinische System gedemütigt und entwürdigt fühlen. Auch von Angehörigen der Tsunamiopfer war vielfach zu hören, dass sie sich in ihrer Not nicht gewürdigt fühlten.

Traumatisches Wiedererleben durch neuerliche Demütigungen zum Beispiel in einer Behandlung zu vermeiden, weil die Würde eines Menschen respektiert wird, erscheint mir ein erstrebenswertes Ziel, auch wenn es sich dabei um ein Ideal handelt. Das Ideal der Menschlichkeit gründe sich auf die Erfahrung der Unmenschlichkeit, sagt der Philosoph Franz Josef Wetz (2005, S. 193). Es sind viele kleine Schritte, die das Würdeerleben stärken können, und ebenso viele Kleinigkeiten können gerade von traumatisierten Menschen als entwürdigend erlebt werden.

Das Ideal der Würde sollte sich auf unsere Schwäche, unsere Verletzlichkeit, unsere Sterblichkeit gründen. In ihrem Gedicht »Unterricht« fragt Hilde Domin: »Was wüssten wir je / ohne sie? / Ohne die sicheren Waagen / auf die wir gelegt sind / wenn wir verlassen werden.« Was wüssten wir je ohne die Gestorbenen über unsere Verletzlichkeit und Sterblichkeit und damit über Würde?

Leidfaden, Heft 1/2014, S. 58–63, © Vandenhoeck & Ruprecht GmbH & Co. KG, Göttingen, 2014, ISSN 2192-1202

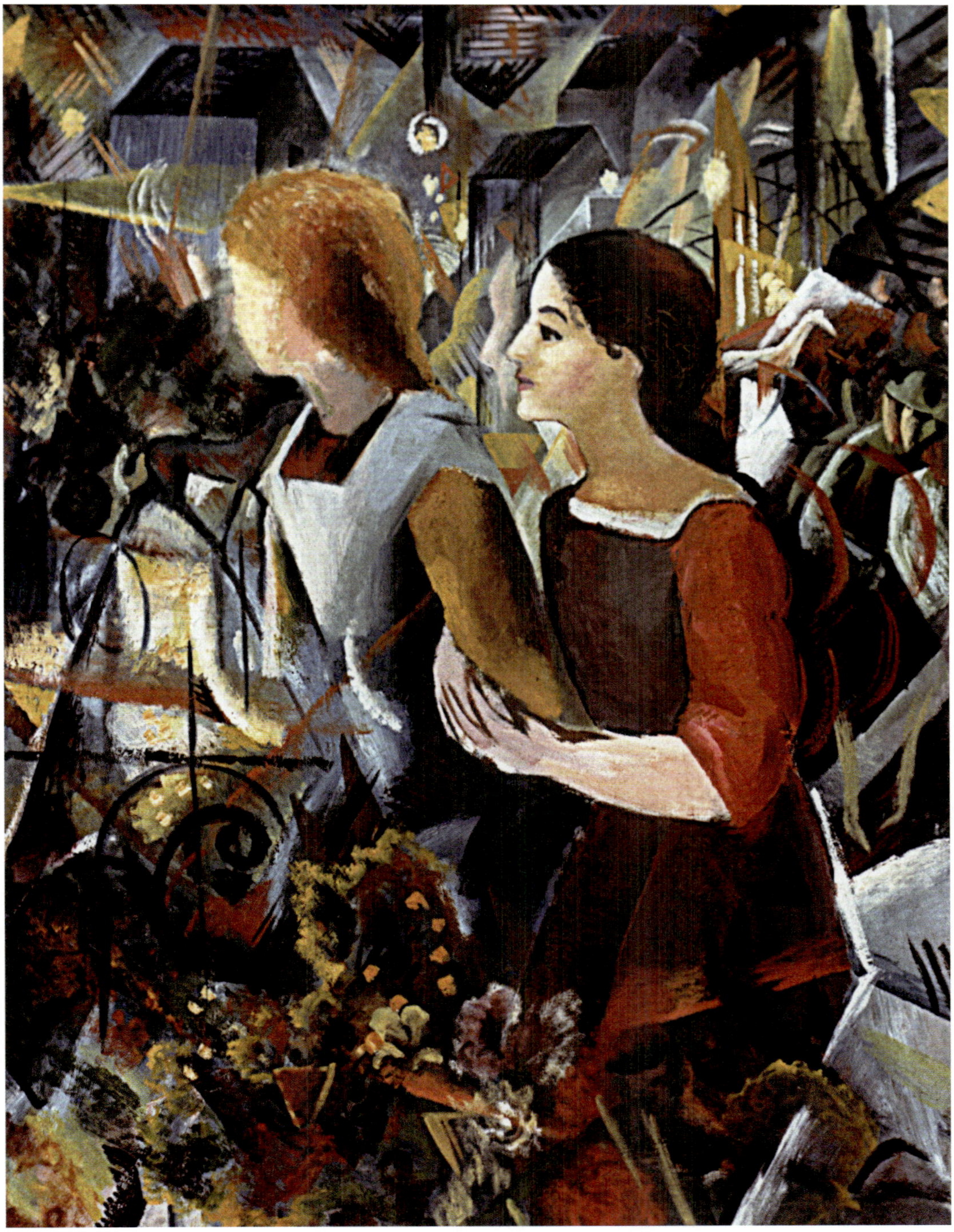

August Macke, Zwei Mädchen am Abend, 1912/INTERFOTO/SuperStock

Schwierige Lebensereignisse werden gemeinsam so erkundet, dass wir nur mit Zustimmung der anderen danach fragen – taktvoll, sachlich und mitfühlend. Schmerzhafte Lebenserfahrungen sollten ausdrücklich als Belastungen anerkannt werden.

Kant hat den Würdebegriff damit verknüpft, dass ein Mensch nicht als Mittel zum Erreichen von Zwecken, sondern als Zweck an sich betrachtet und behandelt werden sollte. Für die Begegnung mit sich selbst und mit anderen ist dies eine sehr brauchbare Orientierung. In der Sprache der Psychotherapie nennt man es Funktionalisieren, wenn man sich selbst oder andere als Mittel zum Zweck gebraucht. Oder auch Abstinenzverletzung, denn Abstinenz bedeutet, dass die Psychotherapeutin auf die Befriedigung eigener Bedürfnisse durch die Patientin verzichtet, sie würde sie ansonsten als Mittel zum Erreichen eigener Zwecke ausnutzen.

Wie lässt sich Würdeorientierung im Alltag und in der Begleitung umsetzen?

Sehr hilfreich erscheinen mir Überlegungen zum Empowerment, wie sie Norbert Herriger in seinem lesenswerten Text im Internet (Herriger 2009) beschreibt. Es geht um Empowerment-Prozesse, in denen Personen »aus einer Situation der Machtlosigkeit, Resignation und Demoralisie-

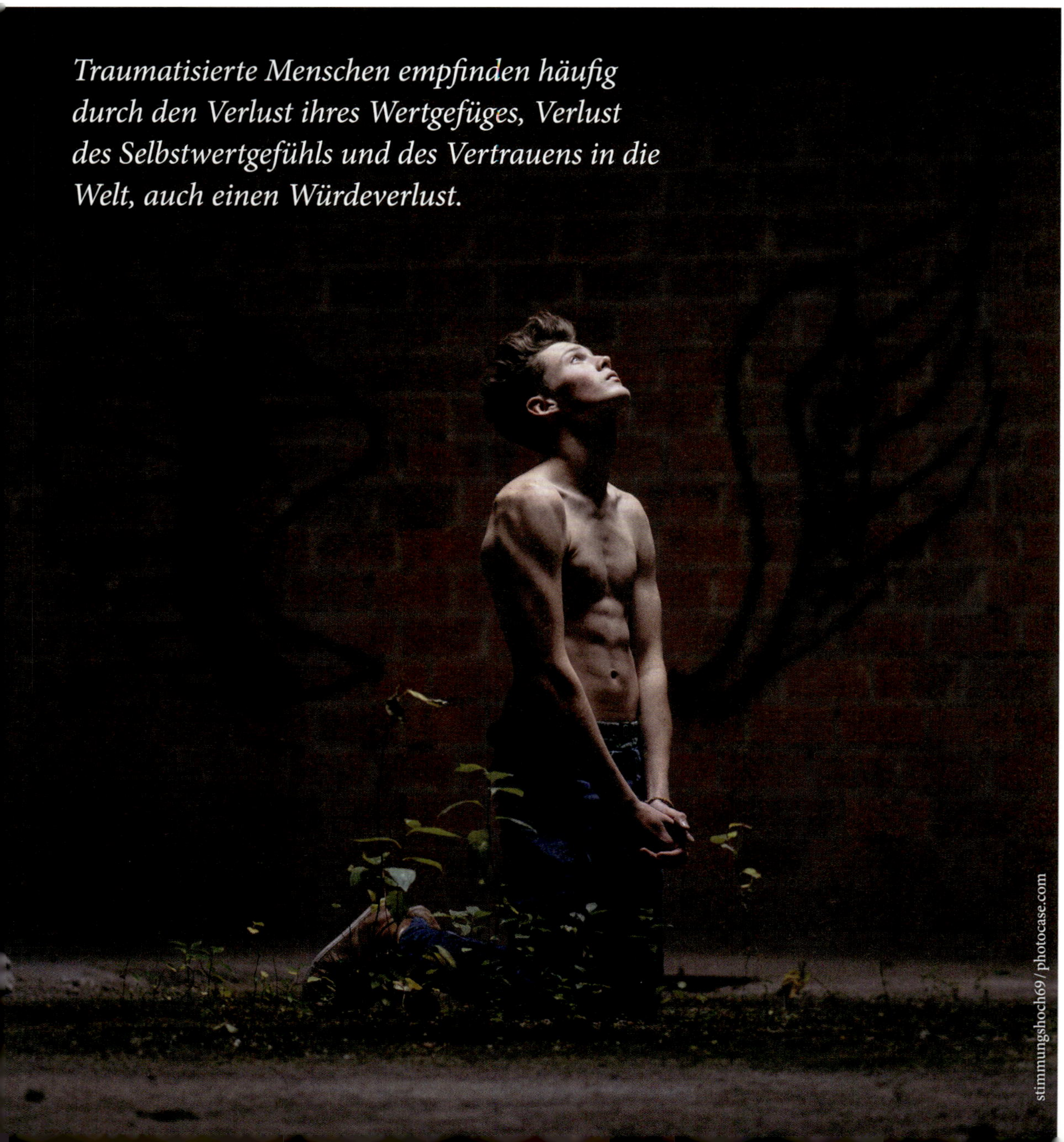

rung heraus beginnen, ihr Leben wieder selbst in die Hand zu nehmen« (Stark 1993, zitiert nach A.Wagner 2001).

Im Folgenden möchte ich einige mir grundlegend wichtige Verhaltensweisen nennen, die eine Würdeorientierung fördern können (ausführlich dazu auch Gast et al. 2009 sowie Reddemann 2008). Dabei lasse ich mich davon leiten, dass es für traumatisierte Menschen besonders wichtig ist, dass sie sich in der Begegnung mit Helfenden und Begleitenden diesen gegenüber nicht als ohnmächtig erleben. Es sei an den Spontispruch erinnert: »Bitte nicht helfen, es ist schon so schwer genug.«

Wir sollten uns als Begleiterinnen definieren und das Begleiten sollte achtsam und behutsam geschehen

Verstehen wir uns als Begleiter, wird es uns leichter fallen, die Schritte unserer Patienten und Patientinnen so mitzugehen, dass wir auch kleine Schritte zu würdigen verstehen. Die Philosophin Seyla Benhabib erhebt die Forderung, dass man in jedem Fall die Gleichberechtigung der Ansprüche der jeweiligen Kommunikationspartner kontrafaktisch voraussetzen müsse. Wenn es zu einer erfolgreichen Kommunikation kommen solle, müsse »eine Beziehung der Wechselseitigkeit« aufgebaut werden, sobald man diesen Bedürfnissen, Forderungen und Ansprüchen gegenübersteht (Benhabib 1995, S. 284).

Begleiten hat sprachlich eine völlig andere Qualität als *therapieren* (obwohl dieses Wort aus dem Griechischen mit *dienen* zu tun hat). Begleiten geschieht »auf Augenhöhe« und darum geht es in einem die Würde respektierenden Umgang.

Die Verschränkung von gekonnter Unterstützung und Respekt vor der Selbstbestimmung der anderen ist wissenschaftlich gut untersucht im Zusammenhang mit der Geburtsbegleitung durch eine *Doula*. Hier geht es darum, dass eine kundige Frau einer anderen bei der Geburt beisteht und so viel Zuwendung gibt, wie die Gebärende braucht, während gleichzeitig jede autonome Äußerung der Gebärenden respektiert wird. Doulas begleiten die andere Frau mit größtmöglicher Achtsamkeit. Das hat dramatische Auswirkungen auf den Geburtsverlauf: Die Geburt geht schneller vonstatten, Kaiserschnitte werden bis zur Hälfte seltener und die Gebärenden benötigen weniger Schmerzmittel. Sie fühlen sich nämlich unterstützt und wahr- und ernst genommen (Klaus et al. 2002; Reddemann 2006).

Wir können einen Entwicklungsprozess und insbesondere seelische Krisen wie eine Geburt betrachten, da es hier viele Gemeinsamkeiten, insbesondere im Aushalten von Schmerzen und Ausgeliefertsein, gibt. Daher mag der Gedanke einleuchten, dass das Beispiel der Geburt und die Übernahme von Prinzipien, die sich bei dieser Erfahrung bewährt haben, dienlich sein können. Das Doula-Prinzip ist bei genauer Betrachtung aus einer Haltung der Achtsamkeit gespeist und genau dies fördert Würde und einen an Würde orientierten Umgang miteinander.

Achtsamkeit kann helfen, präsenter zu sein. Damit gelangen wir zu einer ähnlichen Haltung, wie sie Albert Schweitzer mit der »Ehrfurcht vor dem Leben« empfohlen hat. Und diese Haltung ermöglicht und fördert Würde.

Achtsamkeit bedeutet vieles, im Deutschen steckt auch das Wort (Hoch-)Achtung darin. Wenn wir anderen Menschen achtsam begegnen, dann auch mit Achtung, nicht in einer »Habt-Acht«-Haltung, aber aufmerksam, zugewandt, voller Respekt für das Leiden des anderen und seine Lösungen, weshalb eine Haltung des Respekts gegenüber bisherigen Lösungen bedeutsam ist. In diesem Zusammenhang erscheint es mir auch wichtig, dass wir uns von allen Konzepten über Trauer, wie lange sie dauern soll, welche Phasen sie durchläuft und so weiter, befreien. Menschen brauchen unterschiedlich viel Zeit und Begleiterinnen sollten die Zeit, die die andere braucht, um etwas zu klären, respektieren. Wie viel Zeit jemand braucht, damit seine/ihre Wunden gut verheilen, lässt sich nicht lehrbuchmäßig festlegen.

Wir sollten die Autonomiebedürfnisse der anderen respektieren und wissen, dass eine Verletzung der Autonomie stets als entwürdigend erlebt wird
In der Medizin wird heute von »shared decision making« oder partizipativer Entscheidungsfindung gesprochen. Dieses Prinzip hilft, uns daran zu erinnern, dass nicht – wie es früher beinahe gang und gäbe war – die Begleitenden entscheiden, sondern Entscheidungen über das, was in einem gemeinsamen Prozess geschieht, gemeinsam gefällt werden. Aus meiner Sicht sollte der trauernde Mensch das letzte Wort haben. Dass wir meinen, dass der andere das nicht kann, hat mit der oben erwähnten Zeitorientierung zu tun, als ob wir wüssten, wie lange etwas dauern müsse, und zunehmend mit einer Haltung, die Menschen als »Humankapital« begreift, aus denen so viel Profit wie möglich zu gewinnen wäre. Mit dieser Haltung, die auch subtil sein kann und die sich in den letzten Jahren in alle Lebensbereiche hinein ausgebreitet hat, hat Autonomie eines beschädigten Menschen wenig Chancen.

Schwierige Lebensereignisse werden gemeinsam so erkundet, dass wir nur mit Zustimmung der anderen danach fragen – taktvoll, sachlich und mitfühlend. Schmerzhafte Lebenserfahrungen sollten ausdrücklich als Belastungen anerkannt werden, bevor wir uns bemühen herauszufinden, dass Menschen trotz ihrer Belastung so weit in ihrem Leben gekommen sind.

Menschsein erfordert Mut

Fulbert Steffensky spricht vom »Mut zur Endlichkeit« und dass wir in einer Gesellschaft leben, in der die Weisheit schwach und die Apparate stark seien, was es uns nicht leicht mache, weise zu sein (Steffensky 2007, S. 5). Weisheit kann als eine Fähigkeit verstanden werden, mit offenem Herzen und klarem Verstand auf das Leben zuzugehen. Nicht zuletzt deshalb ist es wichtig, dass Helfende sich ihre eigenen Wurzeln bewusst machen – mit Erfahrungen von Freudigem und Leidvollem, mit Niederlagen und Gipfelerlebnissen.

Und erst wenn wir uns selbst Rechenschaft über unsere Ressourcen und unsere Schmerzen gegeben haben, sollten wir danach fragen, was den Menschen bisher geholfen hat und was ihnen Halt und Sinn im Leben gibt. Ein Rückblick auf alles, was die andere sich bewahren möchte – selbst wenn es jetzt nicht mehr aktiv gelebt werden kann –, was sie sich wünscht, dass andere ihr wichtige Menschen von ihr wissen sollten, sollte stattfinden, um Gefühle von Kontinuität und Generativität zu unterstützen (Chochinov et al. 2005). Dazu ein Gedicht von Lessing, das er an »eine würdige Privatperson« richtete:

> *Gibt einst der Leichenstein von dem, was du gewesen, / Dem Enkel, der dich schätzt, so viel er braucht zu lesen, / So sei die Summe die: »Er lebte schlecht und recht. / Ohn Amt und Gnadengeld, und niemals Herr noch Knecht.«*

Mitgefühl für andere und sich selbst

Helfende sollten lernen, achtsam mit ihren eigenen Grenzen umzugehen. Hier erscheint mir die Unterscheidung zwischen Mitleid und Mitgefühl besonders hilfreich. Mitleid führt dazu, dass am Ende zwei Menschen leiden, Mitgefühl mit sich selbst wird in unserer Kultur zu wenig gelehrt und gelernt. Die Beschäftigung mit den buddhistischen Traditionen im Umgang mit Mitgefühl für sich selbst kann hier unterstützen. Hier wird davon ausgegangen, dass nur wer Mitgefühl mit sich selbst hat, dieses auch anderen entgegenbringen kann. Wir wissen, dass Helfen dazu benutzt werden kann, sich selbst zu helfen. Dieser Umweg ist selten konstruktiv und kann zu Leid bei den Helfenden und den ohnehin von Leid Betroffenen führen. Mitgefühl beinhaltet auch die Fähigkeit zur Distanz beziehungsweise Distanzierung. Diese erscheint mir leichter zu erlangen, wenn Helfende eine sie unterstützende spirituelle Orientierung und Sinnfindung anstreben.

Mitgefühl gelingt leichter, wenn wir uns mit der äußersten Grenzerfahrung, nämlich mit unserer Sterblichkeit auseinandersetzen und mit unserem Wunsch, den »Tod zu besiegen«. Dieser oft unbewusste Wunsch führt zu einer Erfahrung, wie sie aus dem Märchen vom »Gevatter Tod« bekannt ist. Hier hat ein großer Arzt den Tod zum Paten – also in alter Sprache »Gevatter«. Den Tod und alle Formen der Endlichkeit und Begrenztheit gut kennen und respektieren, so verstehe ich das, macht den großen Arzt aus. Der Gevatter verspricht dem Arzt, ihn wissen zu lassen, wann ein Kranker ihm gehört – nämlich dann, wenn er an den Füßen des Kranken steht – und wann der Arzt ihm helfen darf zu gesunden und weiterzuleben. Lange Zeit hält sich der Arzt an diese Abmachung, bis ihn schließlich doch narzisstische Größenphantasien ereilen und er einen Kranken retten will, der dem Tod gehört. Damit erkennt er das unser Leben bestimmende Prinzip der Endlichkeit nicht mehr an und so nimmt das Verhängnis seinen Lauf.

Würde als Teil unseres Seins

Würde sollte in der Begleitung von Trauernden nicht zuletzt Gegenstand von Gesprächen sein, wenn es darum geht, dem leidenden Menschen seine Würde (wieder) bewusst zu machen. Würde verliert man nicht durch Traumatisierungen. Es mag helfen, an philosophische Konzepte zu erinnern, wonach Würde ein Wesensmerkmal darstellt, also etwas, das uns alle auszeichnet; oder, wie andere meinen, Teil unseres Seins ist. Manchmal sollten wir auch dabei behilflich sein, deutlich zu machen, dass man um seine Würde ringen kann, im Sinne einer Gestaltung des eigenen Seins.

Würde sollte auch in unserem Bewusstsein als Begleiterinnen einen Platz finden im Sinne einer inneren Haltung. Einer Haltung, mit der wir unser Tun fortwährend hinterfragen und ihm damit einen Rahmen und eine Orientierung verleihen.

Wo es hilfreich erscheint, sollten Informationen über Trauma, Trauer und neurobiologische Zusammenhänge gegeben werden. Es macht den Menschen verständlich, dass ihre Reaktionen normale biologische Antworten auf ungewöhnliche Belastungen darstellen. Hier fehlt der Raum, um dies vertieft darzustellen. Als Ratgeber empfiehlt sich das Buch über »Trauma und Trauer« von Ursula Gast und Mitautoren (2009) oder das Buch »Trauma« von Reddemann und Dehner-Rau (2004).

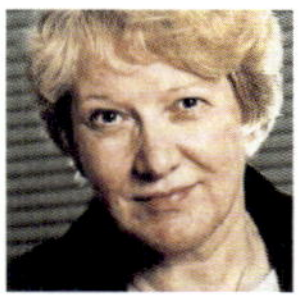

Dr. med. Luise Reddemann ist Fachärztin für Nervenheilkunde und für Psychotherapeutische Medizin, Psychoanalytikerin und Lehranalytikerin, Honorarprofessorin für Psychotraumatologie und Medizinische Psychologie an der Universität Klagenfurt. Sie entwickelte die Psychodynamisch Imaginative Traumatherapie (PITT).

Literaturhinweise

Benhabib, S.: Selbst im Kontext. Frankfurt a. M. 1995.

Chochinov, H. M., Hack, T., Kristianson, L. J., McClement, S., Harlos, M.: Dignity therapy: A novel psychotherapeutic intervention for patients near the end of life. In: Journal of Clinical Oncology, 2005, Aug. 20; 23 (24), S. 5520–5525.

Gast, U., Markert, E. C., Onnasch, K., Schollas, T.: Trauma und Trauer. Impulse aus christlicher Spiritualität und Neurobiologie. Stuttgart 2009.

Herriger, N.: www.empowerment.de/grundlagentext.html (31.12.2009).

Klaus, M. H., Kennel, J. H., Klaus, P. H.: The Doula book: How a trained labor companion can help you have a shorter, easier and healthier birth. Cambridge, Mass. 2002.

Reddemann, L.: Überlebenskunst. Stuttgart 2006.

Reddemann, L.: Würde – Annäherung an einen vergessenen Wert in der Psychotherapie. Stuttgart 2008.

Reddemann, L., Dehner-Rau, C.: Trauma. Stuttgart 2004.

Schaber, P.: Menschenwürde als Recht, nicht erniedrigt zu werden. In: R. Stoecker (Hrsg.): Menschenwürde. Annäherung an einen Begriff. Wien 2003.

Steffensky, F.: Mut zur Endlichkeit. Sterben in einer Gesellschaft der Sieger. Stuttgart 2007.

Stoecker, R.: Menschenwürde. Annäherung an einen Begriff. Wien 2003.

Wagner, A.: Empowerment. Möglichkeiten und Grenzen geistig behinderter Menschen, zu einem selbstbestimmten Leben zu finden. Geretsried 2001.

Wetz, F. J.: Illusion Menschenwürde. Aufstieg und Fall eines Grundwerts. Stuttgart 2005.

Das erstarrte Mobile: Eingefrorene Interaktionen in Familien nach traumatischen Verlusten

Alexander Korittko

Ohne Frage: Zu den schwersten Traumatisierungen, die Menschen erfahren können, zählen die Misshandlungen und Vernachlässigungen in der eigenen Familie. Darüber hinaus wird jedoch oft unterschätzt, wie schwer es für Eltern und Kinder auch in anderen Kontexten sein kann, mit den Auswirkungen von traumatischem Stress umzugehen. Neben Überfällen, Verkehrs- oder Haushaltsunfällen, Kriegs- und Bürgerkriegserlebnissen, Bränden und Tierattacken zählen zu den Traumata von außen auch plötzliche Krankheits- oder Todesmitteilungen. Ereignisse mit traumatischem Potenzial können einen erheblichen Einfluss auf die Psyche von Eltern und Kindern haben und auf die Art und Weise, wie sich Familien verhalten. Das *erstarrte Mobile* steht als Metapher für die Wechselwirkungen der eingefrorenen familiären Interaktion mit posttraumatischen dysfunktionalen Bewältigungsstrategien Einzelner.

Überschneidungen: Traumadynamik und Trauerprozesse

Nicht jeder Tod stellt ein Trauma dar. Joannie Spierings, eine niederländische Kollegin, die sich mit den Wechselwirkungen von Trauma und Trauer auseinandergesetzt hat, schlägt vor, von traumatischer Trauer zu sprechen, wenn der Tod von Angehörigen plötzlich und unerwartet eintritt, der Tod mit Gewalt einherging, kein bewusster Abschied möglich war und die Umstände des Todes und damit auch der Tod dieses Menschen selbst als vermeidbar angesehen werden (Spierings 1999). In einer solchen schockartigen Situation kann es dazu kommen, dass die Angehörigen so sehr von Entsetzen, Hilflosigkeit und Ohnmacht erfasst werden, dass die übliche neurobiologische Informationsverarbeitung nicht gelingt, weite Bereiche des Frontalhirns ihren Dienst versagen und Teile des limbischen Systems die Regie übernehmen, vor allem der sogenannten Mandelkern (Amygdala).

Befindet man sich in der von Michaela Huber (2003) so bezeichneten »traumatischen Zange«, gerät der Körper in einen Erstarrungszustand, man funktioniert instinktiv wie unter »Autopilot« und nur fragmentierte Wahrnehmungsanteile (zum Beispiel ein Bild, ein Geräusch, ein Geruch, eine Körperempfindung, eine Emotion) werden im Gehirn ungefiltert gespeichert, meist ohne Verbindung zu Sprache. Es »fehlen die Worte«, man ist »sprachlos vor Schreck«, der Schreck »steckt in allen Gliedern«. Die in der Amygdala gespeicherten Traumafragmente bleiben dauerhaft abrufbar und versetzen den Menschen auch viele Jahre später durch minimal ähnliche Auslösereize in exakt denselben Zustand von Erstarrung, Angst, Hilflosigkeit und Panik. So erklären sich die Symptome einer Posttraumatischen Belastungsstörung: sich ungewollt aufdrängende Erinnerungen (Intrusionen), Vermeidung von Erinnerungsauslösern und/oder Emotionen (Konstriktionen) und plötzliche oder permanente körperliche Übererregung (Hyperarousal).

Diese Reaktionsmuster sind in den ersten Wochen völlig normal. Erst nach einem Zeitraum von etwa zwei Monaten gelten sie als chronische Traumafolgestörungen. Dann wird der Mensch immer wieder in den schrecklichen Augenblick zurückversetzt. Das Grauen ist nicht vergangenheitsfähig geworden, der Körper reagiert wie

Leidfaden, Heft 1 / 2014, S. 64–69, © Vandenhoeck & Ruprecht GmbH & Co. KG, Göttingen, 2014, ISSN 2192-1202

Der Körper gerät in einen Erstarrungszustand, man funktioniert instinktiv wie unter »Autopilot«.

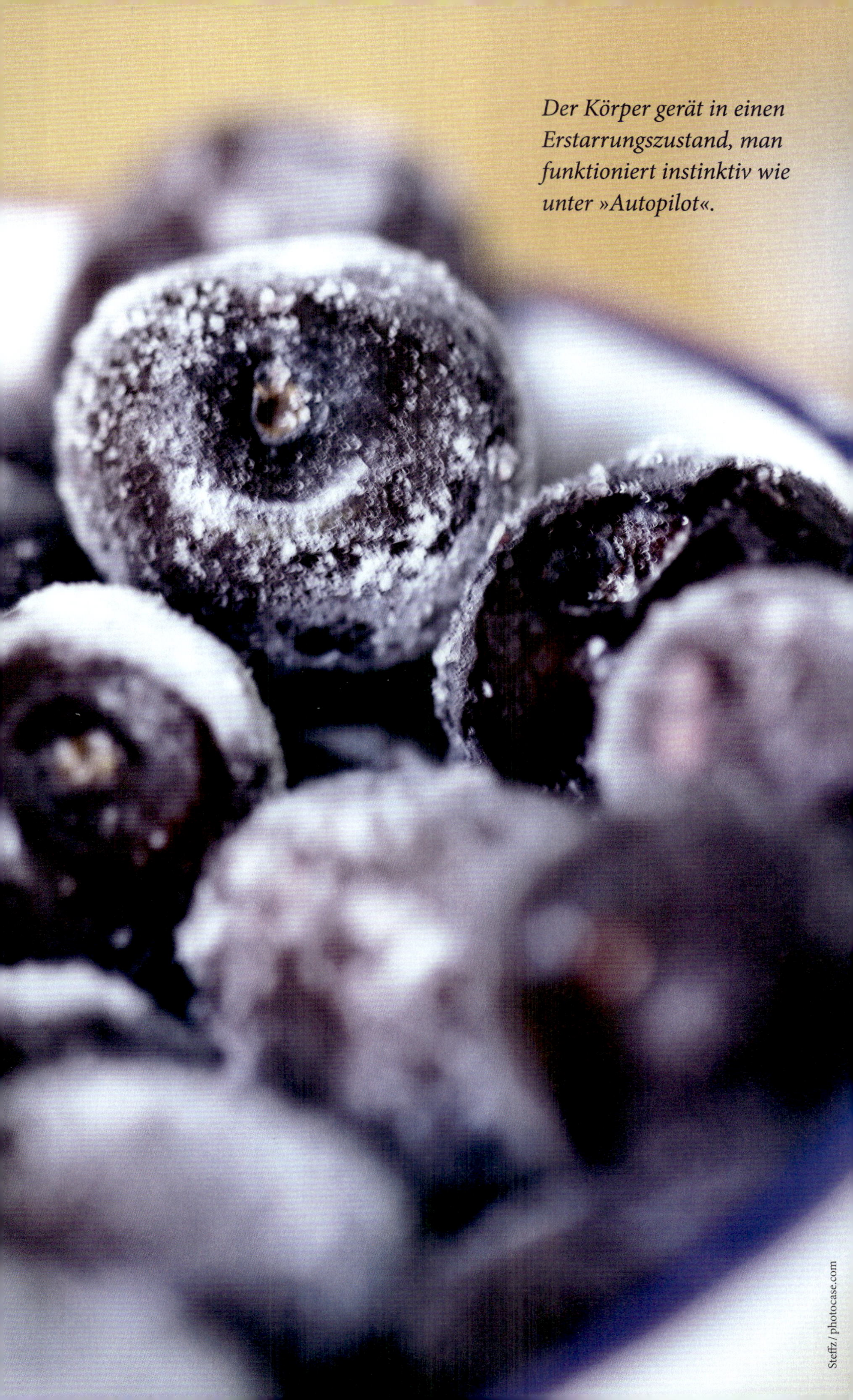

Steffz / photocase.com

beim ersten Mal (van der Kolk 1994; Lamprecht 2000).

Kommt es zu einer Gleichzeitigkeit von Trauma und Trauer, können sowohl Trauer- als auch Traumasymptome intensiviert auftreten. Gedanken an Verstorbene können zu traumatischen Rückerinnerungen führen (zum Beispiel an den Moment des tödlichen Unfalls). Traumatische Aspekte des Todes verhindern oder komplizieren den Trauerprozess. Ein Gefühl von posttraumatischer Entfremdung und Einsamkeit behindern heilende Interaktionen. Wer beispielsweise vermeiden will, durch Erinnerungsauslöser (Trigger) an einen Verkehrsunfall erinnert zu werden, und deshalb kaum die Wohnung verlässt, kann in soziale Isolation geraten. Eine exzessive Verzweiflung, Bitterkeit und Wut in Verbindung mit dem Tod des geliebten Familienangehörigen können sich auch dann entwickeln, wenn der plötzliche Tod im unmittelbaren Wohnumfeld stattfand. Das Trauma hat dann allgegenwärtige Trigger. Prigerson und Jacobs (2001) sprechen von einer komplizierten Trauer oder einer traumatischen Trauer (siehe auch Korittko 2010).

Drei interaktionelle Muster

Traumafolgestörungen können sich innerhalb von Familien als familiäre Interaktionsmuster zeigen. Folgt man dem Bild einer der ersten Familientherapeutinnen, Virginia Satir, die eine Familie mit einem Mobile verglich (Satir 1990), das in seinen eleganten Bewegungen im Idealfall in einer stabilen Balance bleibt, könnte man bei einer Familie mit traumatischer Trauer von einem »erstarrten Mobile« sprechen, wenn die Erstarrung lange Zeit anhält (Korittko und Pleyer 2010, S. 147 ff.). Ich bemerke in Familien drei unterschiedliche eingefrorene Interaktionsmuster:

Stehen bleiben

In diesem Muster verhalten sich die Familienmitglieder auch noch Monate und Jahre nach dem schmerzlichen Verlust wie in der unmittelbaren Trauerzeit. In einer Familie hingen die Schuhe eines verstorbenen Babys noch vier Jahre später an der Wohnungstür, in einer anderen Familie wurde das Zimmer eines verstorbenen Kindes auch sechs Jahre nach seinem Tod nicht verändert. In einer dritten Familie besuchte der Vater jeden Tag auf dem Weg von der Arbeitsstelle nach Hause das Grab seiner verstorbenen ersten Frau. Die Kinder fragten bei jeder erzieherischen Entscheidung durch die Stiefmutter (zum Beispiel: »Erst die Hausaufgaben, dann Schwimmen gehen«) zuerst telefonisch bei ihrer Oma nach, ob das so in Ordnung sei. Die Oma hatte nach dem Tod der Mutter für ein Jahr die Versorgung der Kinder übernommen. Die Mutter war vor sechs Jahren bei einem Autounfall ums Leben gekommen. In diesem Interaktionsmuster *stehen bleiben* verhalten sich die Familienmitglieder so, wie es im ersten Jahr nach dem traumatischen Verlust sehr verständlich ist, auf Dauer allerdings weitere Schritte im Trauerprozess erschwert. Die schrittweise Anpassung an die »neue Welt« mit einer veränderten Beziehung zum Verstorbenen und einer neuen eigenen Identität gelingt dann oft nicht.

Nicht drüber sprechen

Bei diesem Muster verständigt sich die Familie darauf, im Leben schnell weiterzugehen und sich nicht lange durch die Trauer irritieren zu lassen. Die Motivation hinter dieser Haltung, die manchmal durch offene Absprachen zum Ausdruck gebracht wird, liegt in der Befürchtung eines unendlichen emotionalen Zusammenbruchs. Vorhandene Nähe wird zu einer sprachlosen Nähe, die Familienmitglieder funktionieren wie von ihren Gefühlen getrennt, wie »abgeschaltet«.

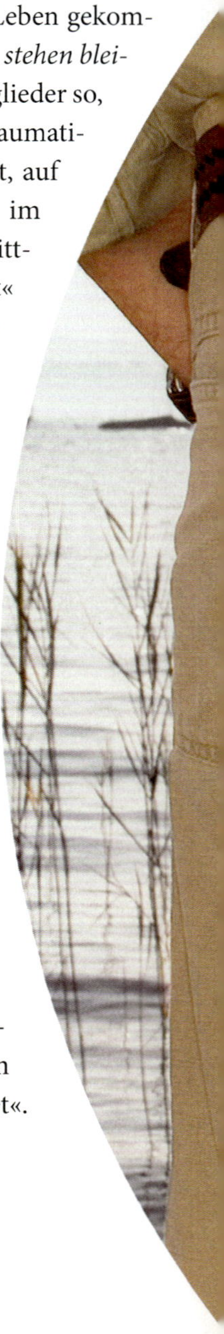

Jede Familie mit traumatischer Trauer ist anders. Einige gehen mutig und schnell durch die beschriebenen Phasen. Andere benötigen wegen angemessener Vorsicht mehr Zeit.

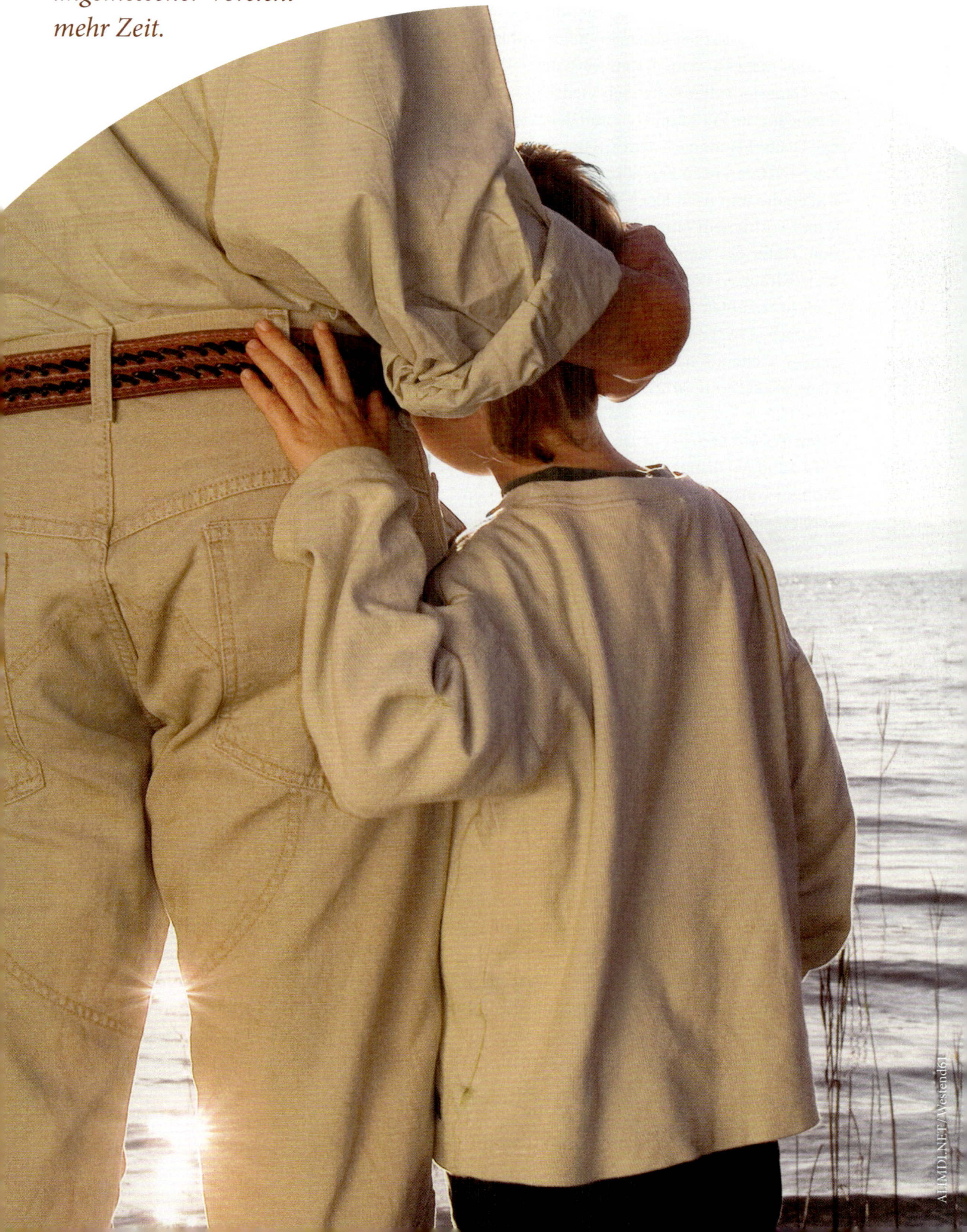

ALIMDI.NET / Westend61

Eine Familie, die sich auf betrügerische Kreditgeber eingelassen hatte, verlor die Mutter durch Mord, der von diesen Gangstern begangen wurde. Die Mutter wurde in ihrer Heimat im Kosovo beigesetzt. Der Vater beschwor seine Söhne, in Deutschland, auf der gesamten Reise und in der Heimat nicht zu weinen, weil sonst der Triumph der Gangster vollkommen sei. Vielleicht können auch das gute Funktionieren und der Wiederaufbau Deutschlands nach dem Zusammenbruch der Nazi-Diktatur, nach Flucht und Bombardierung der Städte und nach Krieg und Kriegsgefangenschaft vor diesem Hintergrund verstanden werden. Unter der Supernormalität schlummerten die verdrängten Emotionen. »Die Unfähigkeit zu trauern« nannten Alexander und Margarete Mitscherlich (1967) dies. In Familien weinen die folgenden Generationen oft die Tränen der ersten Generation (Bode 2012).

Schnell etwas anderes

Dies kann als drittes Muster des eingefrorenen Mobiles verstanden werden, obwohl es alles andere als einen eisigen Eindruck macht. Hier finden sich die Familienmitglieder zu einer nicht enden wollenden Kaskade von Frohsinn und Mitteilungsbedürftigkeit zusammen. Allerdings führen Fragen oft nicht zu ernsthaften Gesprächen. Sobald der traumatische Moment nur ansatzweise berührt werden könnte, kommt es zu ausgesprochen lebendigen Ablenkungsmanövern, die ich einmal »interaktionelle Notbremse als familiäre Dissoziation« genannt habe (Korittko und Pleyer 2010, S. 81). Fragt beispielsweise ein aus der Ferne angereistes Familienmitglied bei einem Familienfest nach Details des Todes einer Verstorbenen, kann es sein, dass urplötzlich die sportlichen Erfolge des Sohnes, das musikalische Talent der Tochter oder die Qualität des angebotenen Kaffees oder Kuchens zum Thema werden. Das Unaussprechliche wird wie ein Tabu umgangen, ohne dass dies als Regel offen ausgesprochen wird. Nach außen wirken die Familien mit diesem Muster lebendig und offen, die nachdenklichen Momente oder Tränen der Erschöpfung und Verzweiflung zeigen sich eher im Verborgenen. Satir nannte dieses Organisationsmuster »irrelevante Kommunikation« (Satir 1990).

Kontrollierte Auftauprozesse

Reine Trauerbegleitung – und sei sie noch so professionell und sensibel angeboten – hilft bei Trauer mit Traumaaspekten nur begrenzt weiter. Es scheint, als wenn zunächst die bedrohlichen Momente mit den gespeicherten Traumafragmenten neu sortiert werden müssen, damit das Erlebnis als vergangenheitsfähig verarbeitet werden kann, bevor weitere Schritte im Trauerprozess erfolgen können. Nach einer familiären Stabilisierung (etwa durch Normalisierung und positives Übersetzen von Symptomen, Exploration der familiären Ressourcen, Betonen von familiärem posttraumatischem Wachstum) kann schrittweise das eingefrorene Mobile zu einem kontrollierten Auftauprozess angeregt werden. Dieser Auftauprozess hat drei Phasen.

In Phase eins wird über die Familie *vor* dem traumatischen Tod gesprochen. Überfordert Kinder eine kognitive Herangehensweise, dürfen sie ein Bild zeichnen oder aus Knete etwas modellieren. Auch Playmobil-Figuren oder Schleich-Tiere eignen sich zur Symbolisierung. Die Frage an alle wäre: »Wie sah es in der Familie aus, als die Welt noch in Ordnung war?« Oder: »Bevor die jüngste Tochter tragischerweise verstarb, was habt ihr alle vorher gemacht?« Man kann dies Arbeit an einer »Sicherheitssäule« nennen. Damit das Gehirn ein Narrativ gut integrieren kann, benötigt es eine Reihenfolge von Geschehnissen und eine angemessene Bewertung der Geschichte. In der »traumatischen Zange« kann es eine solche Geschichte nicht abspeichern, das geschieht später, unter Umständen in der professionell begleiteten Traumaberatung.

Infolgedessen wird in Phase zwei *nach dem Ende* des traumatischen Schocks gefragt. Dies ist die zweite Sicherheitssäule. »Wann hatte sich jeder wieder einigermaßen im Griff?« Oder: »Wann war jeder nach dem Schock wieder einigermaßen handlungsfähig?« Auch zu dieser Frage darf etwas aufgebaut oder gezeichnet werden. Gerade bei Zeichnungen hat sich herausgestellt, dass hierdurch mit dem Trauma verbundene neuronale Erinnerungsnetzwerke angeregt werden und Vergessenes wieder präsent wird. Es ist, als würden die Splitter eines zerbrochenen Spiegels mehr und mehr erscheinen und vollständig zusammengefügt.

In Phase drei wird in der Familie der schlimmste Moment fokussiert. »Was war für Sie der schlimmste Augenblick?« Oder: »Welcher Anblick hat dir den größten Schrecken eingejagt?« Der Schockpunkt kann bei allen gleich sein oder höchst unterschiedlich. Auch die damit verbundenen Gefühle können gleich sein oder unterschiedlich. Es scheint vor allem bedeutsam zu sein, dass die Familienmitglieder über ihre sich aufdrängenden Bilder und ihren anderen Erinnerungsauslöser sprechen und gegenseitige Unterschiede in der Wahrnehmung und den Affekten ermöglichen. Hierbei sind ebenfalls Zeichnungen oder aufgestellte Skulpturen aus Figuren hilfreich zur gemeinsamen Fokussierung auf eine Situation.

Bei heftigen Trauerreaktionen, die erlaubt und toleriert werden sollten, kann jedes Familienmitglied danach gefragt werden, auf welche Weise es die Verstorbene oder den Verstorbenen ehrt. Ein Junge ehrte den verstorbenen Bruder, indem er in seinem Verein Fußball spielte. Ein Mädchen ehrte die verstorbene Mutter, indem sie am Samstag das Familienfrühstück so bereitete, wie es die Mutter getan hatte. Eine Mutter ehrte ihren verstorbenen Mann, indem sie wie er Rennwagenmodelle sammelte und in eine Vitrine stellte. Wenn in dieser Phase im Dialog mit einem leeren Stuhl (oder mit einem Foto des verstorbenen Familienmitglieds) in Gegenwart der anderen Familienmitglieder ein Wort des Abschieds oder auch mehr (»Ich hätte dir so gern noch gesagt, dass …«) ausgesprochen werden kann, sind wesentliche Schritte im Auftauprozess des familiären eingefrorenen Mobiles gegangen.

Jede Familie mit traumatischer Trauer ist anders. Einige gehen mutig und schnell durch die beschriebenen Phasen. Andere benötigen wegen angemessener Vorsicht mehr Zeit. Gute Traumaberater/-innen folgen der Familie einen Schritt voraus. Sie unterstützen dadurch Familien, ihren eigenen Weg aus einer schockbezogenen interaktionellen Erstarrung nach unerwarteten Verlusten zu finden. Die bereits erwähnte niederländische Therapeutin Joannie Spierings sagt: »Der schwierigste Verlust liegt nicht in der Person, die man verloren hat, sondern in der Person, die man gewesen ist.«

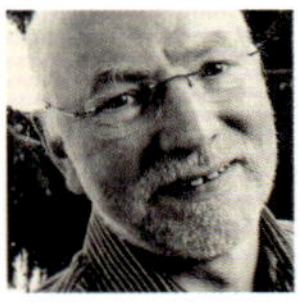

Alexander Korittko, Diplom-Sozialarbeiter, Paar- und Familientherapeut, Systemischer Lehrtherapeut und Systemischer Lehrsupervisor (DGSF), bis 2013 tätig in einer kommunalen Jugend-, Familien- und Erziehungsberatungsstelle. Er ist Mitbegründer des Zentrums für Psychotraumatologie und traumazentrierte Psychotherapie Niedersachsen (zptn).

Literaturhinweise

Bode, S.: Kriegsenkel. Die Erben der vergessenen Generation. Stuttgart 2012.

Huber, M.: Trauma und Traumabehandlung. Paderborn 2003.

Korittko, A., Pleyer, K. H.: Traumatischer Stress in der Familie. Göttingen 2010.

Lamprecht, F. (Hrsg.): Praxis der Traumatherapie. Stuttgart 2000.

Mitscherlich, A., Mitscherlich, M.: Die Unfähigkeit zu trauern. Grundlagen kollektiven Verhaltens. München 1967.

Prigerson, H. G., Jacobs, S. C.: Traumatic grief as a distinct disorder: A rationale, consensus criteria, and a preliminary empirical test. In: Stroebe, M. S., Hansson, R. O., Stroebe, W., Schut, H. A. W. (Hrsg.): Handbook of bereavement research: Consequences, coping, and care. Washington, DC 2001, S. 613–647.

Satir, V.: Selbstwert, Kommunikation, Kongruenz. Paderborn 1990.

Spierings, J.: EMDR and mournig. Köln 1999 (unveröffentlicht).

Van der Kolk, B. A.: The body keeps the score: Memory and the evolving psychobiology of posttraumatic stress. In: Harvard Review Psychiatry 1994, Vol. 1, S. 253–265.

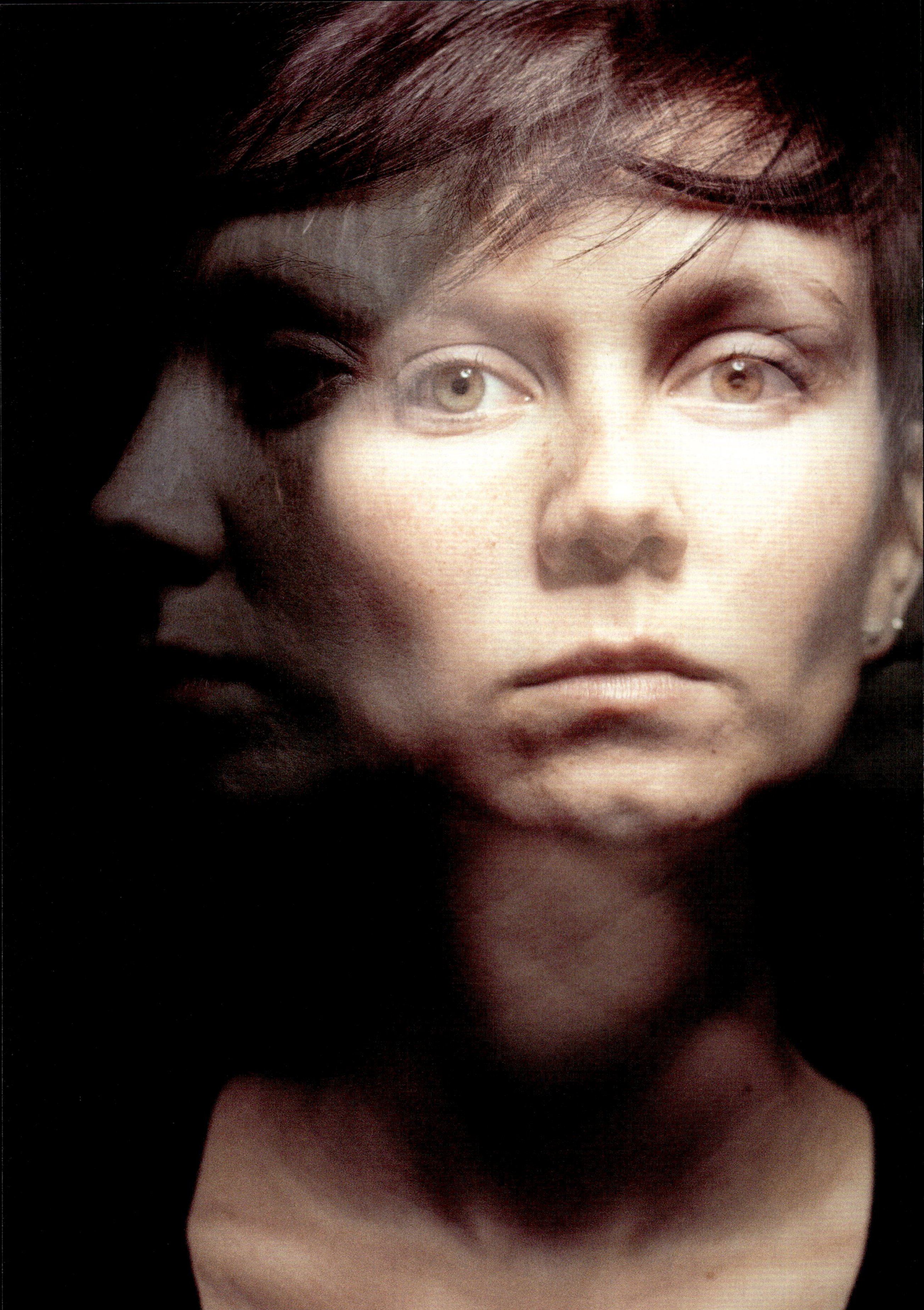

Traumatherapie in einer JVA mit weiblichen Gefangenen

Ein Erfahrungsbericht

Beatrix Weidinger-von der Recke

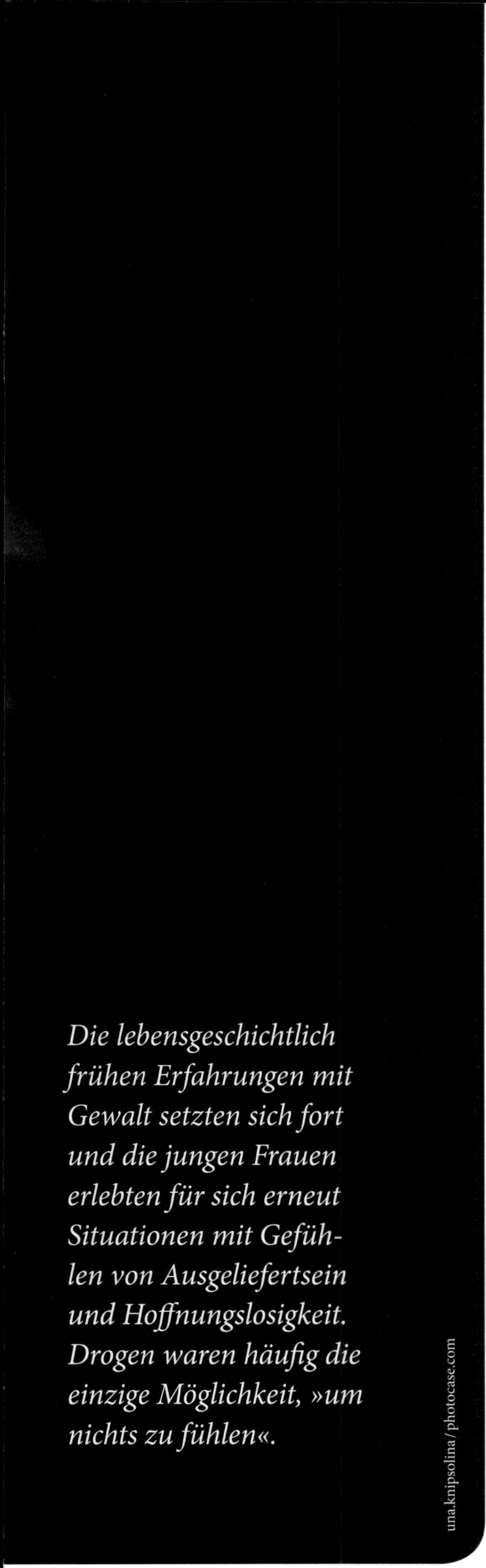

Die lebensgeschichtlich frühen Erfahrungen mit Gewalt setzten sich fort und die jungen Frauen erlebten für sich erneut Situationen mit Gefühlen von Ausgeliefertsein und Hoffnungslosigkeit. Drogen waren häufig die einzige Möglichkeit, »um nichts zu fühlen«.

una.knipsolina / photocase.com

Traumatherapie – Gefängnis – kriminelle Frauen

Diese drei Bezeichnungen beinhalten eine komplexe Vielfalt und lösen unterschiedliche Assoziationen aus.

Traumatherapie nach Ermann (2004) beschreibt den methodischen Ansatz, die Bewältigung der traumatischen Erfahrungen und ihrer Folgen zu fördern. »Voraussetzung ist der Aufbau einer tragenden Beziehung, in der sich die Traumatisierten vor allem sicher, angenommen und gegen Retraumatisierungen geschützt fühlen können. Vorrangig ist die Bearbeitung der innerseelischen und psychosozialen Folgen einer Traumatisierung, insbesondere der Selbstwertprobleme, der Scham- und Schuldproblematik und der Beziehungsstörungen. Erst später geht es um die Traumaerinnerung und die damit verbundenen Gefühle wie Hilflosigkeit, Ohnmacht und Ausgeliefertsein, Verlust der Selbstbestimmung und Selbst-Verlust. Der abschließende Schritt ist der Aufbau eines neuen Identitäts- und Daseinsgefühl, das nicht mehr um das Trauma organisiert ist« (Ermann, S. 153).

Ist dies innerhalb einer Haftanstalt möglich und vertretbar?

Gefängnis, ein veralteter Begriff, wurde 1970 in der Bundesrepublik durch den Begriff JVA (Justizvollzugsanstalt) ersetzt. Die JVA Aichach mit 452 Haftplätzen für Frauen ist die größte Anstalt ihrer Art in Bayern. Ist eine solche in sich geschlossene Lebenswelt von außen verstehbar?

Leidfaden, Heft 1 / 2014, S. 70–75, © Vandenhoeck & Ruprecht GmbH & Co. KG, Göttingen, 2014, ISSN 2192-1202

Kriminelle Frauen sind Täterinnen und lösen im allgemeinen gesellschaftlichen Verständnis meist Unsicherheit und Abwehr aus. Traumatisierte Frauen sind Opfer und entsprechen eher dem klassischen Rollenverständnis, in welchem Männer die Täter und Frauen die Opfer sind.

Wie ist der Umgang mit Frauen zu gestalten, die Täterinnen und zugleich Opfer sind oder waren?

Psychotherapie mit weiblichen Inhaftierten

Neben meiner Kassenpraxis bin ich, eine tiefenpsychologisch-fundierte Psychologische Psychotherapeutin, als freie Mitarbeiterin einen Tag in der Woche in der JVA Aichach tätig, um Traumatherapien sowie Tathergangsanalysen mit Frauen durchzuführen, die dies aus eigener Motivation möchten. Das Ziel dabei ist, das Rückfallrisiko durch die Behandlung der für die Tat ursächlichen Defizite in Form psychischer Störungen oder Persönlichkeitsfehlhaltungen beziehungsweise fehlangepasster Verhaltensweisen zu vermindern. Dies ist ein hoher Anspruch mit großen Erwartungen an beide Beteiligten.

Was ist anders bei weiblichen Gefangenen im Vergleich zu männlichen Gefangenen? Laut der Weltgesundheitsorganisation (World Health Organization 2004) sind »Frauen, die ins Gefängnis müssen (…) meist Mütter und oft auch die einzige oder hauptsächliche Betreuungsperson für ihre Kinder. Während ihrer Haft brechen nicht selten ihre Familien auseinander, so dass ihre Kinder in staatlichen Einrichtungen untergebracht oder anderweitig betreut werden müssen. Frauen tragen auch in Bezug auf Selbstverletzung oder Selbstmord ein höheres Risiko als männliche Häftlinge; in der Gesellschaft ist es normalerweise umgekehrt. Sie haben meist traumatische Erlebnisse in Form von sexuellem, psychischem und körperlichem Missbrauch oder Gewalterfahrungen hinter sich, die nicht selten schon in frühester Kindheit begannen. Die Hälfte der weiblichen Häftlinge

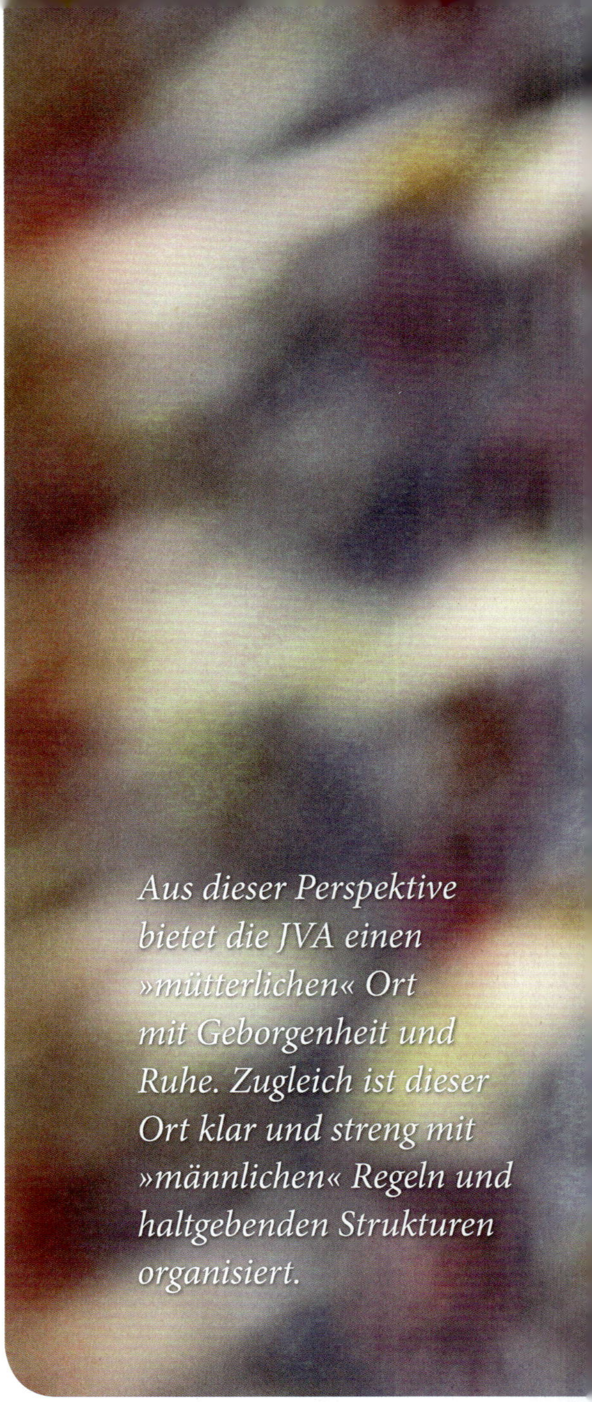

hat auch häusliche Gewalt erlebt. Frauen leiden zum Zeitpunkt ihres Haftantritts häufiger an psychischen Problemen als männliche Häftlinge und die Allgemeinbevölkerung; teilweise betragen die Raten bis zu 90 %.«

Dazu kommen häufig fehlende oder unsichere Beschäftigungsverhältnisse und/oder materielle und emotionale Abhängigkeit von meist männlichen Partnern. Auffallend viele Frauen werden aufgrund von Drogendelikten verurteilt, die häufig dem Überleben durch das Verdienen von Geld und/oder der Befriedigung der eigenen

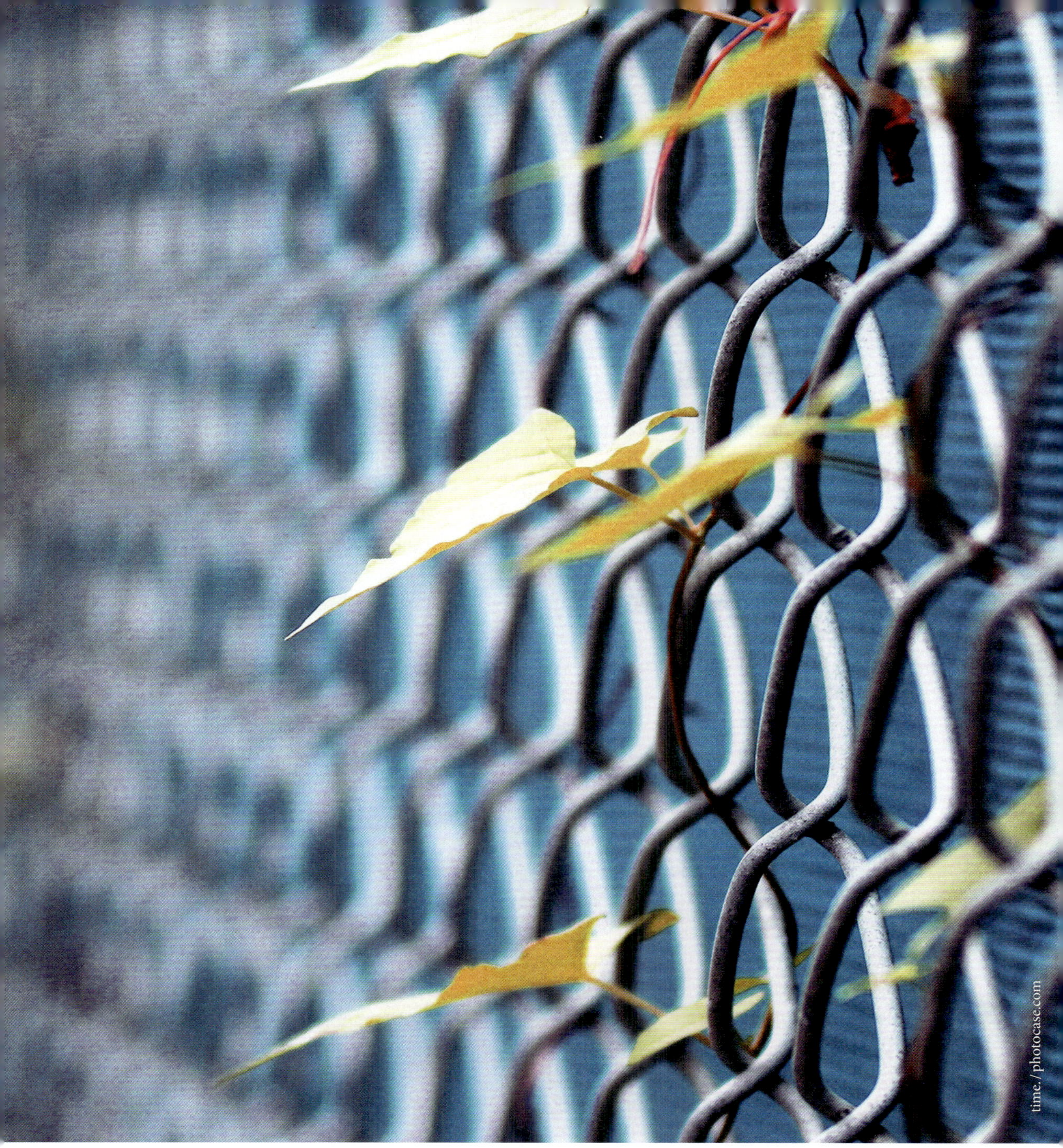

time. / photocase.com

Sucht dienen (Internationale Studie zum Frauenstrafvollzug 2005).

Es ist hinlänglich bekannt, dass die Komorbiditätsrate bei Menschen mit Traumafolgestörungen hoch ist. So kann Suchtverhalten etwa in Form von Drogen- oder Alkoholkonsum als ein meist unbewusster Lösungsversuch des einzelnen Menschen bewertet werden, um die eigene leidvolle psychische Symptomatik zu lindern. Die sich daraus entwickelnde Suchtspirale führt sehr häufig in die Kriminalität, sei es in Form von Handel (Dealen) oder als Prostituierte.

Diese eher düstere Beschreibung weist darauf hin, dass inhaftierte Frauen eine besonders vulnerable Gruppe darstellen, die insgesamt eher selten als behandlungsbedürftige Klientinnen wahrgenommen wird.

Eindrücke aus den Psychotherapien

Aus Gründen von Datenschutz und Sicherheit werde ich keine Falldarstellungen darlegen, sondern möchte einige Eindrücke geben.

Der psychologische Fachdienst der JVA überweist Frauen an mich, die sich aus eigener Motivation eine Psychotherapie mit Traumabearbeitung wünschen. Ich habe insgesamt sechs Therapieplätze für langfristig angelegte Behandlungen zur Verfügung. Ähnlich wie in der Praxis werden einige probatorische Sitzungen durchgeführt, in denen die jeweilige Frau und ich uns unter anderem über ihre Tat/en, die Länge ihrer Haftzeit und ihren Auftrag oder Wunsch an eine Psychotherapie verständigen. Meist kommt es dann zu einer Therapievereinbarung, in wenigen Fällen nicht. Im Durchschnitt sehe ich pro Jahr zehn bis zwölf Frauen. Bisher gab es keine Therapieabbrüche, aber es gibt gemeinsam verabredete Therapiepausen, wenn sich an der Alltagssituation etwas ändert, sei es durch die Aufnahme einer Tätigkeit innerhalb der JVA oder aus therapeutischen Gründen.

Die meisten Frauen, die ich bisher psychotherapeutisch begleiten konnte, hatten vorher noch keinen Kontakt mit Psychotherapie. Sie berichten über schwerwiegende sexuelle und emotionale Gewalterfahrungen, die meist in der frühen Kindheit begonnen. Manche wurden über Jahre misshandelt und gequält, meist von männlichen, aber auch von weiblichen Familienmitgliedern. Es traten Probleme in der Schule im sozialen wie im Leistungsbereich auf, und häufig begann der Drogeneinstieg in der frühen Adoleszenz. Es gab Einweisungen in die Kinder- und Jugendpsychiatrie und Inobhutnahmen durch das Jugendamt. Es kam zu frühen sexuellen Kontakten, häufig mit älteren Männern. Die lebensgeschichtlich frühen Erfahrungen mit Gewalt setzten sich fort und die jungen Frauen erlebten für sich erneut Situationen mit Gefühlen von Ausgeliefertsein und Hoffnungslosigkeit. Drogen waren häufig die einzige Möglichkeit, »um nichts zu fühlen« (Aussage einer Gefangenen). Irgendwann kam es zu Beschaffungskriminalität, zum Beispiel in Form von Betrug oder Gewaltdelikten, und schließlich zur Verurteilung und Haftstrafe.

Dieser in der Tendenz typische Entwicklungsweg von Gefangenen, mit denen ich arbeite, wirft verschiedene Fragen auf:

- Was wäre geschehen, wenn frühzeitig die traumatisierenden Erlebnisse des Kindes bemerkt und eine angemessene Hilfe gewährt worden wäre? Wäre der Lebensweg anders und günstiger verlaufen? Welche Art von Hilfe wäre eine geeignete gewesen? Welche nicht?
- Wird das Vorliegen einer lebensgeschichtlich frühen Traumatisierung ausreichend berücksichtigt in Einrichtungen, die sich zum Beispiel um Drogenentzug kümmern?
- Gibt es ausreichend interdisziplinäre Kooperationen zwischen sozialpädagogischen, medizinischen und psychotherapeutischen Diensten?
- Wie kann die Zusammenarbeit mit den Justizbehörden und allen beteiligten professionellen Institutionen weiter entwickelt werden?

JVA als Elternersatz

Aber nicht alles ist deprimierend und frustrierend. Es berührt mich zu hören, dass manche inhaftierte Frauen dankbar sind über ihre Haft, da sie im Leben draußen überfordert waren und keinen Ausweg mehr für sich sahen. Ihre kriminellen Taten waren wie ein Hilfeschrei nach Regeln, Überschaubarkeit und Sicherheit. »*Es klingt komisch, aber ich bin froh, hier zu sein, hier kann ich nachdenken und bin sicher. Ich habe mein Bett, bekomme dreimal am Tag zu essen und es gibt klare Regeln zum Aufstehen. Ich habe Angst vor der Entlassung, plötzlich stehe ich dann wieder allein da und bin all den Reizen, dem Lärm und den vielen Menschen ausgesetzt*« (eine Zusammenfassung aus verschiedenen Aussagen).

Aus dieser Perspektive bietet die JVA einen »mütterlichen« Ort mit Geborgenheit und Ruhe. Zugleich ist dieser Ort klar und streng mit »männlichen« Regeln und haltgebenden Strukturen organisiert. Es ist anzunehmen, dass von manchen Frauen das System JVA als ein »Ersatz-Eltern-Konstrukt« wahrgenommen wird, besonders dann, wenn sie in ihrem Leben keine förderliche und liebevolle elterliche Zuwendung erfahren haben. Manche Beziehungen, die sich unter den Gefangenen entwickeln, wirken ebenso heilsam und fördern positiv die Emotionalität und Empathie. Für die Therapie bedeutet dies, dass besondere, auch institutionell bedingte Übertragungs- und damit auch Gegenübertragungsphänomene entstehen. Aus meiner Sicht sind diese Möglichkeiten zur Förderung der persönlichen Entwicklung und Reifung innerhalb des therapeutischen Prozesses geeignet.

Mein Arbeitstag in der JVA

Mein Arbeitstag beginnt damit, dass ich mir mein Paar Sicherheitsschlüssel aus einem abgesperrten Fach nehme und mich durch sieben Türen schließe, bis ich in dem Therapiezimmer angekommen bin. Dieses Zimmer befindet sich im Zellentrakt und hat wie die Zellen Gitter vor dem Fenster. Im Raum gibt es einen Holztisch mit vier Holzstühlen, ein Waschbecken und einen Schreibtisch sowie abschließbare Aktencontainer. Dieses Zimmer wird an den anderen Wochentagen von zwei Kolleginnen genutzt, die ebenfalls von »außen« hereinkommen und Beratung und Therapie anbieten.

Die sechs Frauen kommen zu fest vereinbarten Therapiestunden, entweder werden sie von Beamtinnen gebracht oder ich öffne die Türen zu den verschiedenen Trakten. Jede Therapiesitzung dauert 50 Minuten und in dieser Zeit sind wir ungestört, außer es gibt Lärm von den Gefängnisfluren.

Die Therapiesitzungen sind denen in der ambulanten Praxis ähnlich: Wir arbeiten an Konflikten, die sich aus dem Alltagsleben innerhalb der JVA ergeben und häufig Erinnerungen an frühere traumatische Erlebnisse auslösen. Wir arbeiten an den kriminellen Taten und beschäftigen uns mit der Aufdeckung der Motive und Aspekte, die die jeweilige Frau veranlassten, diese Taten zu begehen. Wir nähern uns traumatischen Erlebnissen an und je nach individuellem Verlauf werden diese mehr oder weniger intensiv bearbeitet. Und wir arbeiten aktiv an Entlassungsvorbereitungen und der Auswahl weiterer Behandlungen.

Für mich ist das Hineingehen in die JVA jedes Mal erneut eine körperliche Erfahrung, es ist, als ob ich in einen anderen Luftraum trete. Das Hinausgehen durch die sieben Türen erlebe ich auch noch nach Jahren als ein dankbares Wahrnehmen meiner Freiheit.

Aus meiner Sicht ist Psychotherapie in der JVA kein zusätzlicher Luxus, sondern sollte als notwendiger Bestandteil angesehen werden. Psychotherapie kann sowohl bei der Tatanalyse, der Bewältigung der Haft wie auch bei der aktiven Entlassungsvorbereitung unterstützend wirken. Auch finde ich es wünschenswert, dass die JVA als geschlossenes System in der Betrachtung von außen differenzierter wahrgenommen und entdämonisiert wird, da eine Haft als »Auszeit, als Ruhezeit vom eigenen chaotischen Leben« für manche Gefangene hilfreich und heilsam wirken kann.

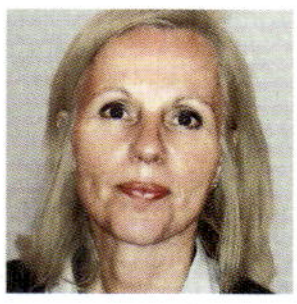

Beatrix Weidinger-von der Recke, Diplom-Psychologin, ist tiefenpsychologisch-fundierte Psychotherapeutin in eigener Praxis in München; Ausbildungen unter anderem in »Movement Psychotherapy« (MCAT) und EMDR; langjährige Tätigkeiten vor allem in Kliniken (psychosomatisch und psychiatrisch), bei Refugio (Behandlungszentrum für Flüchtlinge und Folteropfer), in einer JVA. Ihr inhaltlicher Schwerpunkt ist die Verbindung des tiefenpsychologischen Ansatzes mit traumatherapeutischen und nonverbalen Methoden.

E-Mail: bea.weidrecke@web.de

Literaturhinweise

Ermann, M.: Psychosomatische Medizin und Psychotherapie. Ein Lehrbuch auf psychoanalytischer Grundlage. 4. Auflage. Stuttgart 2004.

Internationale Studie zum Frauenstrafvollzug. Universität Greifswald, Institut für Kriminologie. 2005.

World Health Organization. www.who.euro. 2004.

Dann denken die Erwachsenen: »Das Kind spricht nicht darüber, also tun wir es auch nicht.« Auf diese Weise gelangen das Kind und seine Bezugspersonen in einen Kreislauf der Vermeidung.

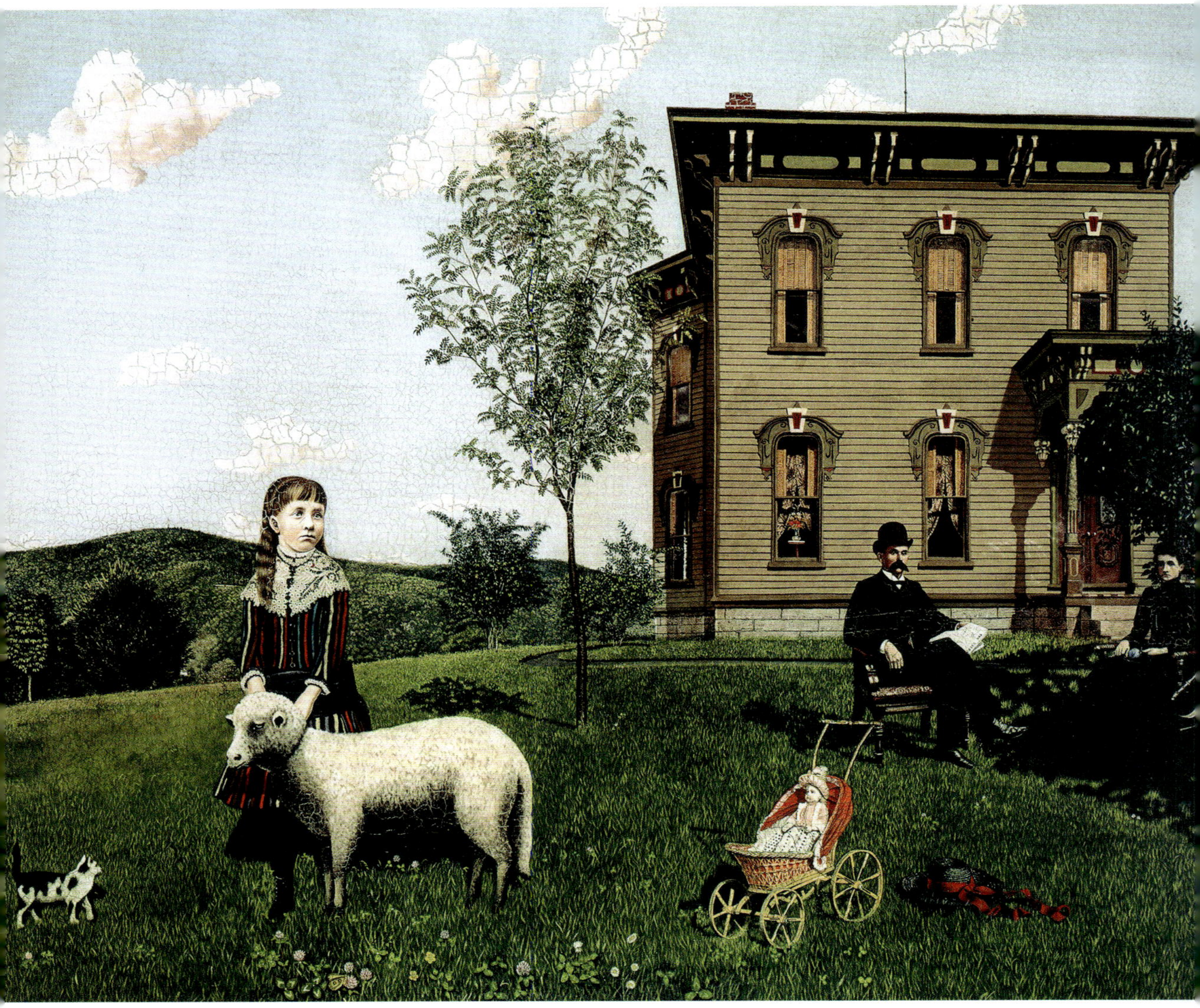

Traumatische Verluste bei Kindern

David Trickey

Kinder, die einen Verlust erlitten haben, leiden in der Regel nicht an einer speziellen psychischen Erkrankung, sondern sie zeigen eine große Bandbreite an Symptomen und Problemen. In etwa 20 Prozent der Fälle sind die Probleme so groß, dass eine Trauerbegleitung oder psychologische Beratung für Kinder in Anspruch genommen werden muss. Es ist sehr schwer, die Langzeitfolgen abzusehen, weil es so viele störende und verwirrende Faktoren gibt.

Leidfaden, Heft 1 / 2014, S. 76–82, © Vandenhoeck & Ruprecht GmbH & Co. KG, Göttingen, 2014, ISSN 2192-1202

Manche Kinder werden nach einem Verlusterlebnis besser in der Schule, weil sie sich so sehr anstrengen, der verstorbenen Person oder den Personen, die nun für sie sorgen, eine Freude zu machen. Jungen entwickeln besonders häufig Verhaltensauffälligkeiten, Mädchen werden eher ängstlich oder depressiv. Die Schwierigkeiten werden in der Regel mit der Zeit weniger, können aber immer noch – sogar nach einem Jahr – ziemlich groß sein.

Es gibt aber einige Dinge, die sicherlich vielen, wenn auch nicht allen Kindern helfen:

- sich von der Person verabschieden,
- sich sicher und stabil fühlen,
- Kenntnisse und Informationen haben,
- Trauer und andere Gefühle ausdrücken,
- eine gute Bindung und gute familiäre Beziehungen haben,
- soziale Unterstützung erfahren,
- den Tod verstehen (oder ihm eine Bedeutung geben),
- eine Verbindung zu der verstorbenen Person aufrechterhalten.

Was ist nun der Unterschied zwischen einem traurigen oder ängstigenden Ereignis und einem traumatisierenden? Ein Merkmal für ein traumatisierendes Ereignis ist die Art der Erinnerung daran. Erinnerungen an normale Ereignisse – auch schwierige – werden in Form von Worten und Geschichten gespeichert. Wenn aber sehr starke Gefühle wie Angst oder Entsetzen auftreten, speichert das Hirn die Erinnerung in einer anderen Art und Weise. Statt in Worten und Geschichten wird die Erinnerung in Form der realen Bilder, Geräusche, Gerüche, Gefühle und Geschmäcker gespeichert, also der tatsächlichen Sinneseindrücke. An normale Geschehnisse kann man sich manchmal bewusst kaum erinnern, aber die Erinnerungen an ein traumatisierendes Ereignis werden häufig sehr leicht getriggert, und wenn solche traumatischen Erinnerungen der Person ins Gedächtnis gerufen werden, fühlt es sich nicht so an, als sei das Ereignis Vergangenheit, sondern es ist so, als würde es gerade in diesem Augenblick (wieder) passieren.

Die meisten von uns können sogar sehr schwierige Erlebnisse in ihre Weltsicht integrieren. Manche Ereignisse aber lassen sich nicht integrieren und können auch nicht ignoriert werden, weil sie so schwerwiegend sind. Sie sprengen und brechen unsere Grundüberzeugungen über die Welt, und sie erzeugen neue Grundüberzeugungen, die von dem Ereignis gefärbt sind. Die katastrophale Botschaft des Traumas wird wichtiger und stärker als die vorherigen Überzeugungen.

Ich habe mit einem achtjährigen Jungen gearbeitet. Er lief mit seiner Familie auf einem Bürgersteig und ein Auto fuhr mitten in sie hinein. Sein Großvater starb und sein Vater wurde sehr schwer verletzt. Der Junge sagte mir: »Ich hatte einige Regeln, aber diese Regeln funktionieren nicht mehr.« Ich fragte ihn, was er meint, und er sagte: »Eine Regel war, dass meine Familie ein bestimmtes Maß an Pech gehabt hat und danach keins mehr dazukommen würde. Aber die Regel war falsch. Außerdem habe ich immer gedacht, dass solche Sachen anderen Familien passieren, aber nicht meiner, und die Regel war auch falsch. Und ich habe gedacht, dass ich auf dem Bürgersteig sicher bin, und diese Regel ist auf jeden Fall falsch.« Nun versucht er neue Regeln zu entwickeln, die wahr sind und nützlich. Wenn er jetzt glaubt, dass er und seine Familie immer Pech haben werden, dann könnte er depressiv werden. Wenn er glaubt, dass diese Sachen seiner Familie immer wieder passieren, wird er vielleicht sehr ängstlich und lässt seine Eltern nicht mehr aus den Augen. Und wenn er glaubt, dass es auf dem Bürgersteig so gefährlich ist, dann geht er vielleicht nie wieder aus dem Haus.

Die Probleme, die die Person mit den Erinnerungen und deren Bedeutung hat, bleiben also bestehen, weil die Person es vermeidet, darüber nachzudenken. An das Ereignis zu denken ist sehr belastend, also tut sie alles, um nicht daran zu denken. Das bedeutet, dass sie die Erinnerung nicht in eine Geschichte oder eine normale Erinnerung verwandelt. Und wenn sie nicht an das Ereignis denkt, dann wird ihr auch nicht klar, dass das Ereignis nicht bedeutet, dass die Welt immer unsicher ist, dass alle anderen Menschen gefährlich sind oder sie selbst ständig in Gefahr ist.

Manchmal befürchten die Erwachsenen, die dem Kind nah sind (Eltern, Lehrer und sogar manchmal auch Therapeuten), dass es das Kind belasten könnte, wenn sie über das Ereignis sprechen, oder die Dinge verschlimmere, und deshalb erwähnen sie es nicht. Das Kind merkt, dass die Erwachsenen nicht darüber reden, und fragt sich, warum. Das Kind denkt vielleicht, dass die Erwachsenen es nicht fertigbringen, darüber zu sprechen, und deshalb wird das Kind es auch nicht tun. Dann denken die Erwachsenen: »Das Kind spricht nicht darüber, also tun wir es auch nicht.« Auf diese Weise gelangen das Kind und seine Bezugspersonen in einen Kreislauf der Vermeidung.

Unter Umständen kann es sehr hilfreich sein, eine formale psychiatrische Diagnose in Betracht zu ziehen. Die Posttraumatische Belastungsstörung (PTBS) ist hier die wichtigste. Durchschnittlich ein Drittel der Erwachsenen und Kinder entwickeln nach einem traumatisierenden Ereignis eine Posttraumatische Belastungsstörung. Das hängt natürlich zum Teil davon ab, wie schwerwiegend das Ereignis war. Aber das ist nicht der wichtigste Faktor. Was im Anschluss an das Trauma passiert, ist noch wichtiger. Und wenn der Betroffene einen Mangel an sozialer Unterstützung erlebt, wirkt sich das noch stärker aus.

Wenn ein Kind einen Verlust erleidet und das Todesereignis sowohl traumatisierend als auch traurig ist, dann muss das Kind das traumatisierende Ereignis und zugleich den Verlust und die Trauer verarbeiten. Schlimmer noch: Die traumatisierende Natur des Ereignisses stört die Trauerarbeit. Anstatt sich an den Verlust zu gewöhnen, entwickelt das Kind eine *traumatische Trauer.* Das ist eine Kombination aus einem Trauma und Trauer. Bei traumatischer Kindertrauer verhindert das Trauma, dass das Kind hilfreich trauert, und es leidet einfach weiter – an Symptomen einer Posttraumatischen Belastungsstörung und gleichzeitig an Symptomen von Trauer.

Vieles, was bei der traumatischen Trauer hilfreich wäre, erfordert, dass der oder die Betroffene an die verstorbene Person denkt und sich an sie erinnert. Das ist in der Regel traurig, aber die meisten Kinder, die einen Verlust erlitten haben, können das ertragen.

Zu den hilfreichen Dingen gehört der Abschied. Es ist offenbar sehr wichtig, dass wir die Möglichkeit haben, uns von der verstorbenen Person zu verabschieden. Ein traumatisierender Todesfall tritt oft sehr plötzlich ein, und so haben die Trauernden nicht die Gelegenheit zum Abschied.

Wenn der Tod sehr ungewöhnlich ist, kann das Kind ihn vielleicht nicht akzeptieren oder überhaupt glauben. Dann hat das Kind das Gefühl, dass es sich gar nicht verabschieden muss. Zum Beispiel habe ich mit einem Mädchen gearbeitet, dessen Schwester ermordet worden war. Acht Monate später wurden einige Knochen der toten Schwester gefunden und die Familie konnte eine Beerdigung abhalten. Die meisten Freunde und die Familie nahmen die Gelegenheit wahr, sich zu verabschieden, aber das Mädchen, mit dem ich arbeitete, konnte es nicht glauben, dass ihre Schwester gestorben war. Sie glaubte deshalb auch nicht, dass es wirklich ihre Knochen waren. Also verabschiedete sie sich bei der Beerdigung nicht von ihrer Schwester. Ein Jahr später, als sie den Tod der Schwester endlich akzeptiert hatte, war es zu spät. Sie konnte die Beerdigung nicht als einen ritualisierten Abschied mit Unterstützung ihrer Familie nutzen.

Wir können einiges tun, um dem Kind dabei zu helfen, sich auf die bestmögliche Weise zu verabschieden. Wir können den Eltern begreiflich machen, wie hilfreich es sein kann, die Leiche

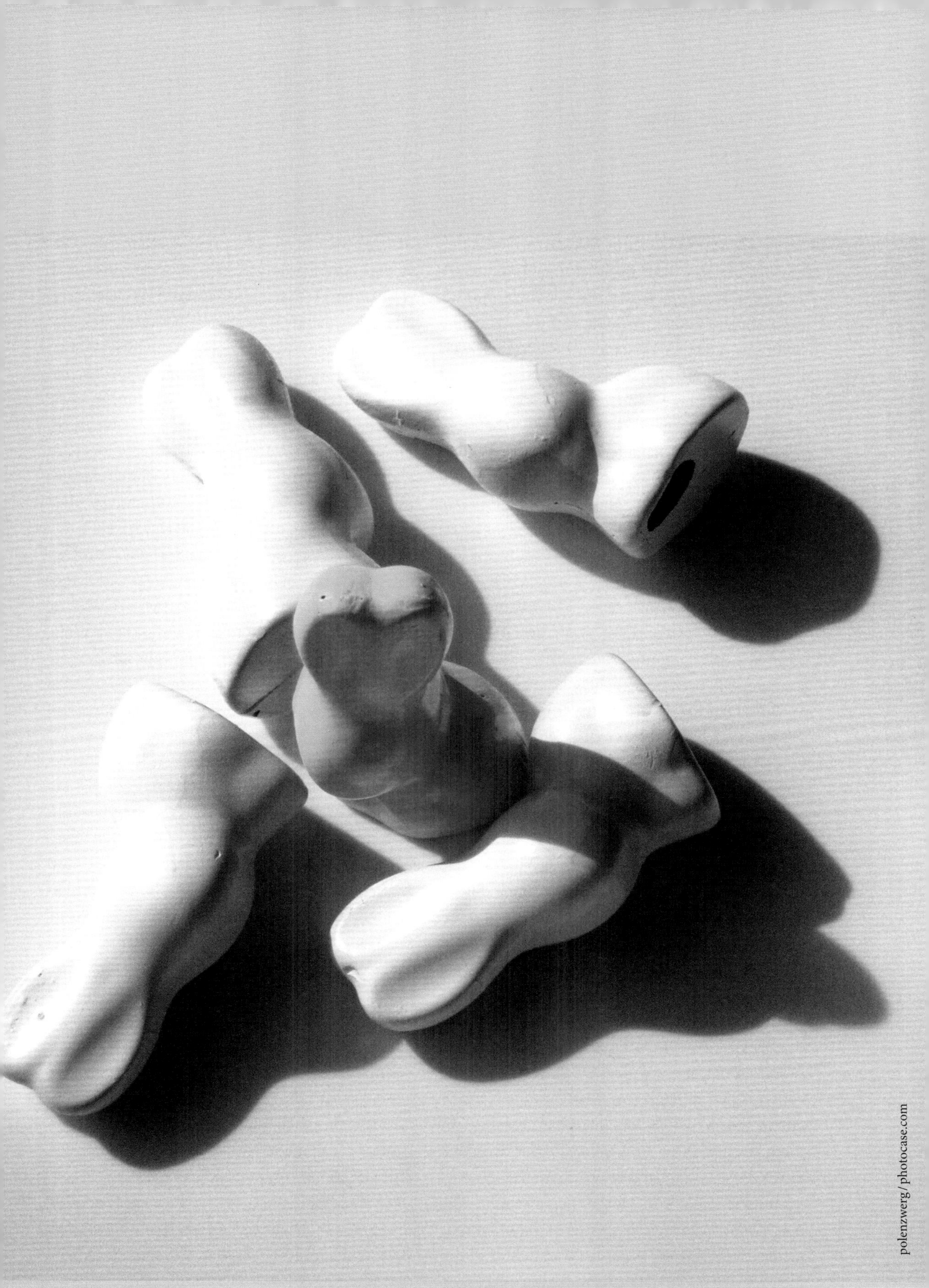

polenzwerg / photocase.com

Damit ein Kind trauern und den Schmerz des Verlustes spüren kann, muss es sich sicher genug fühlen. Es muss spüren können, dass der Rest der Welt nicht auseinanderbricht.

zu sehen, wenn das Kind das möchte. Die Leiche beweist den Tod und hilft den Kindern, genau zu verstehen, was der Tod bedeutet, und sie ermöglicht einen sehr realen Weg des Abschiednehmens. Leichen können so hergerichtet werden, dass sie erträglich aussehen, oder sie können abgedeckt oder bandagiert werden. Ich habe mit einer Familie gearbeitet, die die Leiche ihres kleinen Sohnes anschaute, und die einzige Möglichkeit, ihn zu zeigen, war, ihn komplett zu bandagieren und nur eine Hand freizulassen. Der Familie hat das sehr geholfen. Manchmal ist es hingegen keine gute Idee, dass die Familie die Leiche sieht. Dann ist es vielleicht möglich, dass sie Fotos des toten Körpers sehen. Oder sie bereiten sich anhand von Fotos vor und können so eine überlegte Entscheidung treffen, ob sie die Leiche ansehen möchten oder nicht.

Damit ein Kind, das einen Verlust erlitten hat, trauern und den Schmerz des Verlustes spüren kann, muss es sich sicher genug fühlen. Es muss spüren können, dass der Rest der Welt nicht auseinanderbricht. Das ist schwierig nach einem Verlust, denn der Tod einer geliebten Person verletzt vielleicht das Sicherheitsgefühl des Kindes. Und bei einem traumatisierenden Tod wird das Sicherheitsgefühl möglicherweise zusätzlich angegriffen. Das Kind muss den Gedanken begreifen, dass Menschen in seiner Nähe sterben können. Es muss verstehen, dass ihm und seiner Familie wirklich schlimme Dinge passieren können, die es normalerweise nur aus dem Fernsehen kennt.

Kinder fühlen sich sicher, wenn die Dinge vorhersagbar und bekannt sind. Aber bei manch einem traumatisierenden Todesfall fehlen dann die grundlegenden Routinen, die den Kindern normalerweise Sicherheit verschaffen. Vielleicht nimmt sie jemand in Obhut, den sie nicht kennen, vielleicht ändern sich weitere Dinge in ihrem Leben, zum Beispiel Wohnort und Schule. Oder die Menschen, die normalerweise auf vorhersagbare Weise für das Kind sorgen, sind so mit ihrer eigenen Trauer beschäftigt oder mit anderen Aspekten des traumatisierenden Ereignisses (zum Beispiel mit polizeilichen Befragungen oder Versicherungsansprüchen), dass sie dem Kind nicht die Aufmerksamkeit und Zuwendung geben können, die es gerade so verzweifelt braucht. Bekannte Dinge und Orte sind vielleicht nicht verfügbar. Das Kind kann zum Beispiel nicht zu Hause schlafen wegen einer polizeilichen Ermittlung oder es kann sein Lieblingsschmusetier nicht haben, weil die Polizei es für die Spurensicherung untersucht. Die Polizei kümmert sich hauptsächlich darum, Indizien zu sammeln, und denkt nicht viel über die Folgen nach, die das für die Kinder hat.

Ein Kind, das einen traumatischen Verlust erlitten hat, braucht nicht notwendigerweise sofort Beratung oder Therapie. Es muss wissen, wer es ins Bett bringt, wo es schlafen wird und wer sich um es kümmert und so weiter. Mein Job besteht oft darin, mit den Erwachsenen, die sich um das Kind kümmern, so früh wie möglich Alltagsroutinen zu erarbeiten und sie zu unterstützen, damit sie die grundlegenden Bedürfnisse des Kindes erfüllen können. Es hat keinen Sinn, Therapie anzubieten, wenn niemand etwas zu essen besorgt.

Ein wichtiger Weg, um einem Kind den Glauben an eine sichere Welt zu vermitteln, ist eine sichere Bindung. Die Forschung beweist durchgehend, dass die Beziehung zwischen Kind und Bezugsperson ausschlaggebend dafür ist, inwieweit sich das Kind an den Verlust anpassen wird. Eine gute Bindung ist fast wie ein Gegengift für ein Trauma. Aber die Bindung des Kindes an seine Bezugsperson kann nach einem traumatischen Verlust auf vielerlei Weise beschädigt sein. Das Kind glaubt möglicherweise, dass jede Person, der es sich nähert, auch sterben wird. Also gestattet es sich nicht, jemandem nahezukommen. Oder das Kind fürchtet so sehr, dass die verbliebene Bezugsperson auch sterben wird, dass es die Person nicht aus den Augen lässt und anfängt stark zu klammern, was dann zu einer ungesunden Beziehung führt. Die Bezugsperson ist vielleicht auch so sehr mit ihrer eigenen Trauer oder anderen Aspekten des Todes beschäftigt, dass sie dem Kind nicht zur Verfügung steht.

Manchmal muss ich Bezugspersonen bei der Erziehung helfen. Weil das Kind einen traumatischen Verlust erlitten hat, machen sie sich plötzlich Sorgen, dass sie etwas anders machen müssen. Aber de facto brauchen die Kinder jetzt mehr denn je dieselbe Erziehung, wie sie sie vor dem Verlust erfahren haben. Sie brauchen Liebe und Grenzen. Sie brauchen Unterstützung und Verständnis, aber sie brauchen auch Regeln.

Wenn jemand eines natürlichen Todes stirbt, weiß jeder, was er zu sagen hat. Wir sind es gewohnt, in solchen Situationen Unterstützung anzubieten. Wenn aber jemand unter traumatischen Umständen stirbt, wissen viele nicht, was sie sagen sollen. Anstatt also vielleicht das Falsche zu sagen, sagen sie gar nichts. Genau in dem Moment, wenn die Kinder und die Familien dringend Unterstützung brauchen, fühlen diese sich dann nicht unterstützt.

Und manchmal sagen die Freunde der Kinder sehr unfreundliche oder gemeine Dinge. Zum Beispiel kann es passieren, dass sie Kinder, die einen traumatischen Verlust erlitten haben, foppen oder sogar mobben. Ich glaube nicht, dass sie das tun, weil sie gemein sind. Ich glaube, dass Kinder sogar mehr als Erwachsene die Realität eines traumatischen Todes so fern von sich halten wollen wie möglich. Also sagen sie ihrem Freund, der einen traumatischen Verlust erlitten hat, etwas, das dafür sorgt, dass er ihnen fern bleibt.

Viele Kinder, mit denen ich arbeite, haben miterlebt, wie ein Elternteil den anderen getötet hat. Das kann besonders schwierig sein: Nicht nur muss das Kind mit der Tatsache klarkommen, dass ein Elternteil gestorben ist; es muss auch die Tatsache verarbeiten, dass er ermordet wurde von dem anderen Elternteil, der nun im Gefängnis sitzt. Sie bleiben mit sehr vielen verwirrenden Gefühlen zurück, und die Verwandten übermitteln ihnen sehr viele verwirrende Botschaften.

Das Kind könnte zum Beispiel merken, dass es immer noch den Elternteil liebt, der den anderen getötet hat. Die Familie des Opfers könnte das Kind ablehnen, wenn es dem Mörder gegen-

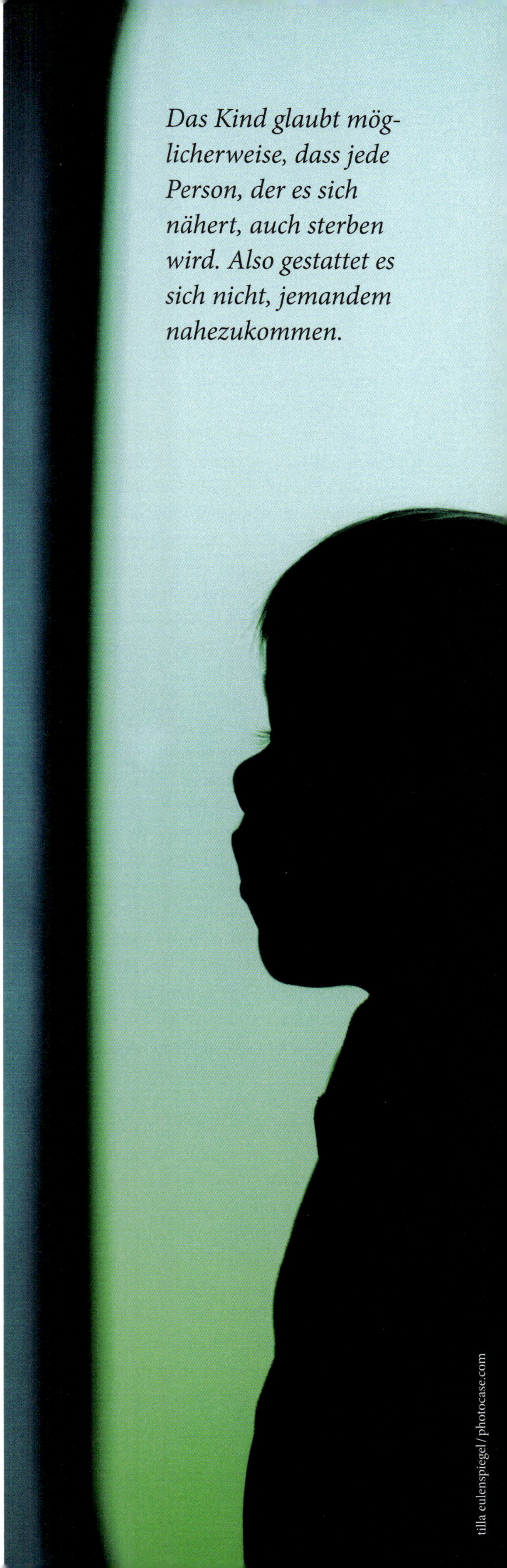

Das Kind glaubt möglicherweise, dass jede Person, der es sich nähert, auch sterben wird. Also gestattet es sich nicht, jemandem nahezukommen.

tilla eulenspiegel / photocase.com

über irgendwelche positiven Gefühle hegt, vor allem wenn das Kind den Mörder im Gefängnis besuchen möchte. Das Kind kann dann das Gefühl bekommen, dass es sich für eine Seite der Familie entscheiden muss. Oder dass es sehr genau darauf achten muss, was es vor einem Teil der Familie sagt.

Es kann hilfreich sein, eine positive Verbindung mit der verstorbenen Person zu haben. Doch kann es für ein Kind sehr schwer sein, diese Art von Verbindung aufrechtzuerhalten, wenn die Familie Gespräche über die verstorbene Person nicht erträgt, weil es sie so traurig macht. Besonders schwierig ist es bei einem traumatischen Tod. Noch schlimmer ist es für das Kind, wenn die Familie übertrieben negative Geschichten über die Person verbreitet. Wenn der Vater die Mutter getötet hat, erzählt die Familie des Vaters vielleicht sehr negative und skandalöse Geschichten über die Mutter. Damit wollen sie den Mord relativieren oder rechtfertigen.

So schwierig ein traumatischer Verlust schon ist, bringt ein Suizid besondere Schwierigkeiten mit sich. Eine Hinterlassenschaft des Suizids sind unbeantwortete Fragen. Viele Familien, mit denen ich arbeite, finden einfach keine Antwort auf die Frage »Warum hat er (oder sie) es getan?«. Viele müssen es ertragen, dass sie es niemals erfahren werden. Die meisten Menschen, die einen Verlust erfahren, können eine Geschichte konstruieren, die das Ereignis befriedigend erklärt. Aber beim Suizid scheint dies besonders schwierig zu sein. Der Versuch, ihm irgendeinen Sinn zu geben, endet oft darin, sich selbst die Schuld zu geben. Die Betroffenen denken, wenn sie es nur geahnt hätten oder etwas gesagt hätten oder mehr für die Person dagewesen wären, dann hätte sie es nicht getan.

Wie können wir also die Kinder ermutigen, sehr schwierige, komplexe und schmerzhafte Gefühle auszudrücken? Besonders Kinder profitieren sehr von Ritualen und Aktivitäten, um ihre Gefühle auszudrücken. Die Kinder, mit denen wir arbeiten, machen sehr gern Salzskulpturen: Sie färben Salzhäufchen mit verschiedenfarbiger Kreide ein. Dann streuen sie das bunte Salz schichtweise in ein Glas. Und jede Schicht zeigt etwas von der verstorbenen Person oder eine bestimmte Erinnerung an sie. Die Kinder behalten ihre Gläser als eine wertvolle Erinnerung an die wertvolle Person, die nicht mehr da ist. Das Glas kann helfen, eine Bindung zu erhalten. Aber auch das Gespräch während der Herstellung der Salzskulptur ist wichtig.

Die alte Vorstellung, dass man sich nach einem Verlust eine Weile lang traurig fühlt und danach immer besser, hilft oft wenig. Nach dem »Doppelten Modell der Prozessbearbeitung« (DPM) wechseln Trauernde zwischen starken oder sogar überwältigenden Gefühlen zu dem Gefühl, dass das Leben weitergeht; und dann kommen wieder sehr starke Gefühle. Offenbar sind wir nicht in der Lage, sehr starke Gefühle in einem einzigen Durchgang zu bewältigen. Also teilen wir sie in erträgliche Stücke. Das sollten wir Familien vermitteln, damit alle besser tolerieren und verstehen, dass ihre Gefühle und auch die Gefühle der anderen kommen und gehen.

Wir können einiges tun, um die Lage für die Kinder und Familien etwas weniger belastend zu machen.

Der Beitrag ist eine gekürzte Version eines Vortrags, den David Trickey für das Trauerinstitut Deutschland e. V. gehalten hat. Kathrin Jurgenowski hat den Vortrag aus dem Englischen übersetzt.

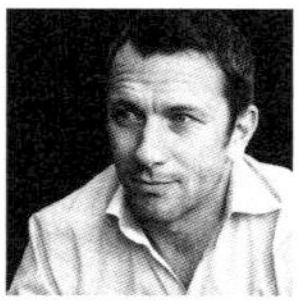

David Trickey ist Klinischer Psychologe und arbeitet in einer englischen Einrichtung für Kinder, die einen traumatisierenden Verlust erlitten haben. In der Regel handelt es sich dabei um einen Tod durch Mord, Suizid oder Verkehrsunfall. Spezialisiert hat er sich auf die Arbeit mit Kindern, die miterlebt haben, wie ihr Vater ihre Mutter getötet hat.

E-Mail: mail@davidtrickey.com
Website: www.davidtrickey.com

Auf der Flucht

Vom jüdischen Umgang mit Trauer

Dinah Zenker

Vertreibung, Flucht, Exil, der völlige Verlust jedweder Sicherheit, an deren Ende nicht selten die Ermordung der gesamten Familie stand, gehören zu den ureigensten Erfahrungen, die jüdische Menschen nicht nur im vergangen Jahrhundert er- und überleben mussten.

Das Exil in Babylon im Jahre 597 vor der Zeitrechnung, die gewaltsame Vertreibung von der Iberischen Halbinsel 1492 oder die Shoah, die fast völlige Vernichtung des europäischen Judentums in der Zeit von 1933 bis 1945, haben sich tief in das individuelle und kollektive Gedächtnis eingeprägt. Flucht wird daher im jüdischen Bewusstsein viel »selbstverständlicher« empfunden als andere existenzielle Traumata. Die Thematik der Flucht spielt im Lebensbild der Juden eine zentrale Rolle.

Joseph Roth schreibt in seinem Aufsatz »Juden auf der Wanderschaft« (1927): »Es ist immer noch der Auszug aus Ägypten, der schon Jahrtausende anhält. Man muß immer auf dem Sprung sein, alles mit sich führen, das Brot, die Zwiebel in der Tasche, in der anderen die Gebetsriemen. Wer weiß, ob man nicht schon in der nächsten Stunde wandern muß.«

Diese Bereitschaft zur Flucht, zum Exil wird, sobald Gefahr im Verzug ist, zu einem Mittel des Überlebens. Es ist der Glaube, der das Individuum befähigt, dies zu einer Grundlage jüdischen Lebens zu machen. Die Überlieferung der Heiligen Schriften setzen keine Verwurzelung, keine Sesshaftigkeit voraus, man kann sie zwischen zwei Buchdeckeln drucken und an jeden Ort der Welt mitnehmen.

Die Verfolgung und Ermordung der europäischen Juden hat auf Seiten der überlebenden Menschen unwiederbringlich tiefe seelische Spuren und Ängste hinterlassen, die sich weder »vergessen« noch psychisch »integrieren« lassen. Auch Jahrzehnte nach der Rettung bleiben den Überlebenden ihre Erinnerungen wie ständige Fremdkörper präsent, bei Tag wie auch in der Nacht. Mit ihnen müssen sie existieren, ob sie es möchten oder nicht. Die Tatsache, dass diese Menschen jahrzehntelang mit ihrem Leiden alleingelassen wurden, fügte ihnen weiteren Schaden zu.

Die Dichterin Mascha Kaléko, die keinen Ort als ihre Heimat bezeichnen konnte, schreibt in einem Gedicht:

Memento

Vor meinem eignen Tod ist mir nicht bang,
Nur vor dem Tode derer, die mir nah sind.
Wie soll ich leben, wenn sie nicht mehr da sind?

Allein im Nebel tast ich todentlang
Und laß mich willig in das Dunkel treiben.
Das Gehen schmerzt nicht halb so wie das Bleiben.

Der weiß es wohl, dem Gleiches widerfuhr;
– Und die es trugen, mögen mir vergeben.
Bedenkt: den eigenen Tod, den stirbt man nur.
Doch mit dem Tod der andern muß man leben.

Das war und ist die Aufgabe der Überlebenden. Mit dem Tod der anderen muss man leben. Wo lernt man das? Das war nicht der Tod von einem,

Leidfaden, Heft 1 / 2014, S. 83–85, © Vandenhoeck & Ruprecht GmbH & Co. KG, Göttingen, 2014, ISSN 2192-1202

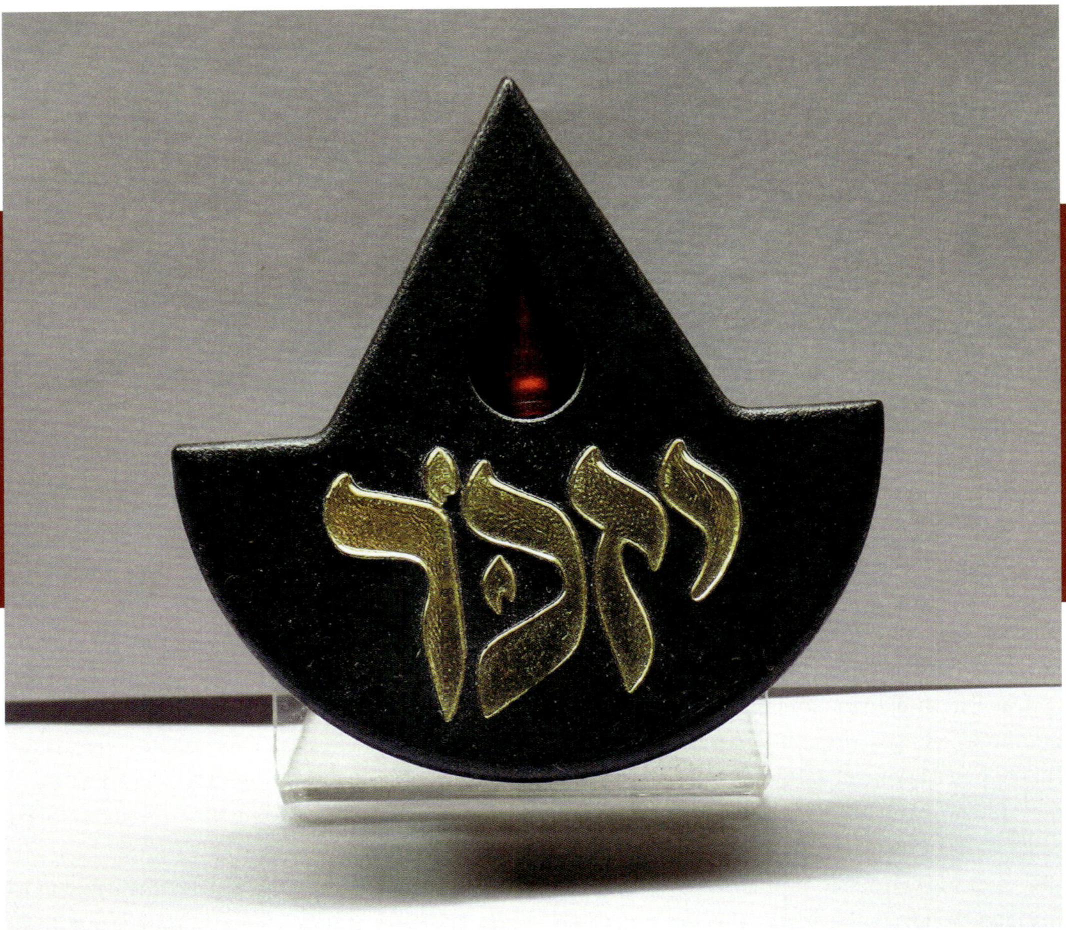

»Jiskor«: »Gedenke«. Gebet, das in der Synagoge zum Seelenheil der Verstorbenen gebetet wird.

das war nicht der Tod von zweien, das war der Tod von vierzig oder fünfzig oder noch mehr. Kann man lernen, mit diesem Tod zu leben?

Nach jedem Trauma gibt es Verluste. Und über jeden Verlust trauert man. Aber unter den spezifischen Umständen der Shoah gab es überhaupt keine Möglichkeit zu trauern. Während der Verfolgung durfte man nicht schwach sein. Danach war man krank und unterernährt. Man hoffte – vielleicht kommt noch jemand zurück; da hat man wieder nicht getrauert. Das Schlimmste ist, es gibt überhaupt keine Worte, um wirklich trauern zu können.

Jüdische Trauerethik kann auf eine jahrtausendealte Tradition zurückblicken. Sie ist ein Netzwerk von Verhaltensweisen nicht nur für die Trauernden, sondern ebenso für ihre soziale Umgebung. Sie beinhaltet Regeln für den Umgang mit dem Sterben, für die Trauer und besonders für das Wachhalten der Erinnerung an den Verstorbenen.

Trauern ist sowohl Pflicht als auch Recht. Den Verstorbenen zu gedenken gilt als große Ehre. Es werden vierundzwanzig Stunden lang Gedenklichter angezündet, es wird gebetet, aus der Torah gelernt und das Kaddisch, das Totengebet, gesagt. Es ist auch üblich, bei diesem Anlass für wohltätige Zwecke zu spenden und so das Lebenswerk der Verstorbenen fortzusetzen.

Es ist noch nicht lange her, dass man soweit gekommen ist, das Trauern zu individualisieren, und den Menschen die Möglichkeit gibt, ihre toten Verwandten beim Namen zu nennen. Es geht nicht mehr allein um die Masse der ermordeten sechs Millionen. *Le kol isch jesch schem* – jeder Mensch hat seinen Namen. Und jeder Mensch

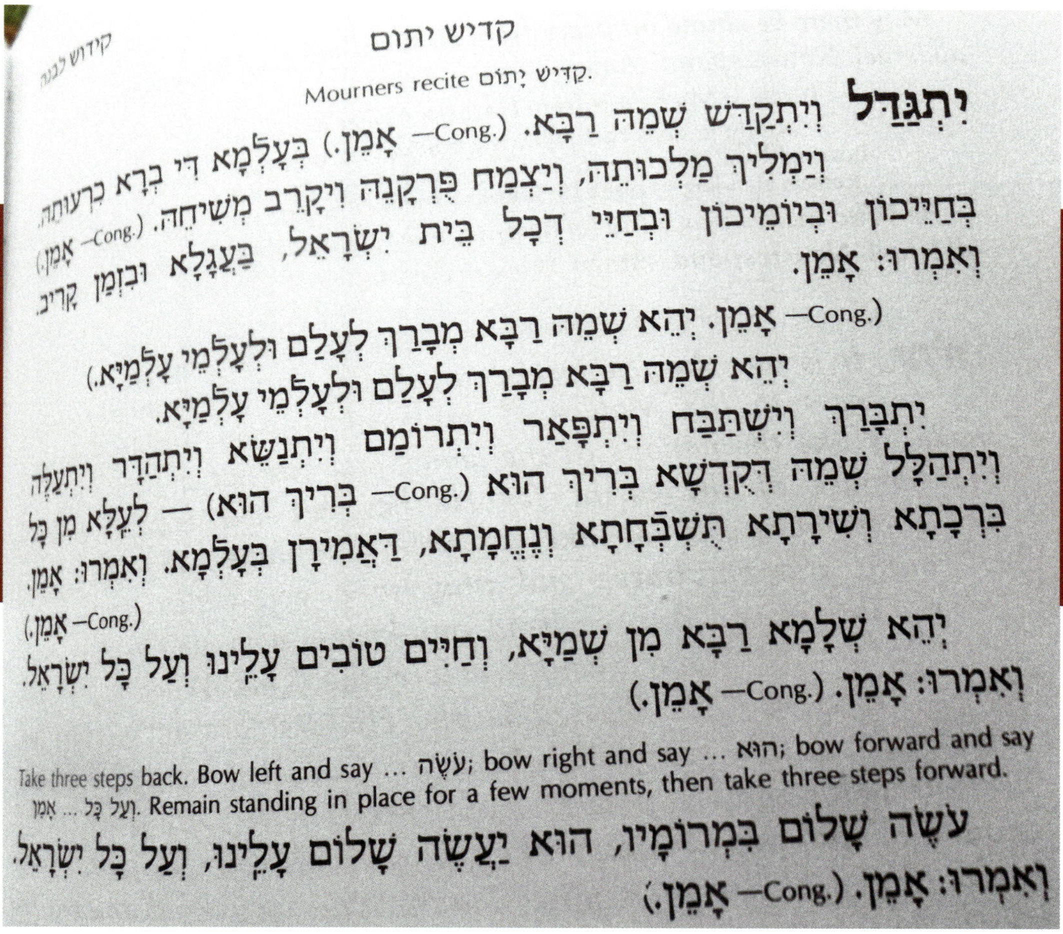

קידוש לבנה

קדיש יתום

Mourners recite קַדִּישׁ יָתוֹם.

יִתְגַּדַּל וְיִתְקַדַּשׁ שְׁמֵהּ רַבָּא. (Cong.— אָמֵן.) בְּעָלְמָא דִּי בְרָא כִרְעוּתֵהּ.
וְיַמְלִיךְ מַלְכוּתֵהּ, וְיַצְמַח פֻּרְקָנֵהּ וִיקָרֵב מְשִׁיחֵהּ. (Cong.— אָמֵן.)
בְּחַיֵּיכוֹן וּבְיוֹמֵיכוֹן וּבְחַיֵּי דְכָל בֵּית יִשְׂרָאֵל, בַּעֲגָלָא וּבִזְמַן קָרִיב.
וְאִמְרוּ: אָמֵן.

(Cong.— אָמֵן. יְהֵא שְׁמֵהּ רַבָּא מְבָרַךְ לְעָלַם וּלְעָלְמֵי עָלְמַיָּא.)
יְהֵא שְׁמֵהּ רַבָּא מְבָרַךְ לְעָלַם וּלְעָלְמֵי עָלְמַיָּא.
יִתְבָּרַךְ וְיִשְׁתַּבַּח וְיִתְפָּאַר וְיִתְרוֹמַם וְיִתְנַשֵּׂא וְיִתְהַדָּר וְיִתְעַלֶּה
וְיִתְהַלָּל שְׁמֵהּ דְּקֻדְשָׁא בְּרִיךְ הוּא (Cong.— בְּרִיךְ הוּא) — לְעֵלָּא מִן כָּל
בִּרְכָתָא וְשִׁירָתָא תֻּשְׁבְּחָתָא וְנֶחֱמָתָא, דַּאֲמִירָן בְּעָלְמָא. וְאִמְרוּ: אָמֵן. (Cong.— אָמֵן.)

יְהֵא שְׁלָמָא רַבָּא מִן שְׁמַיָּא, וְחַיִּים טוֹבִים עָלֵינוּ וְעַל כָּל יִשְׂרָאֵל.
וְאִמְרוּ: אָמֵן. (Cong.— אָמֵן.)

Take three steps back. Bow left and say ... עֹשֶׂה; bow right and say ... הוּא; bow forward and say וְעַל כָּל ... אָמֵן. Remain standing in place for a few moments, then take three steps forward.

עֹשֶׂה שָׁלוֹם בִּמְרוֹמָיו, הוּא יַעֲשֶׂה שָׁלוֹם עָלֵינוּ, וְעַל כָּל יִשְׂרָאֵל.
וְאִמְרוּ: אָמֵן. (Cong.— אָמֵן.)

»Kaddisch«: Gebet für verstorbene ersten Grades. Es wird vom männlichen Nachkommen elf Monate lang täglich gesagt.

verschafft, wenn er diesen Namen nennt, seiner Familie Ehre und Erinnerung bei jenen, die zuhören.

Die hebräischen Wörter *ozen* (Ohr) und *maznajim* (Waage) sind angeblich etymologisch verwandt – das Wort *ozen* ist in *maznajim* eingebettet. Denn es liegt etwas sehr Ausgleichendes darin, wenn man zuhört. Jemandem zuzuhören hat etwas sehr Tröstendes. Das Innenohr ist tatsächlich der Ursprung des Gleichgewichts.

Trauerprozesse sind für die Umgebung schwer zu bewältigen. Die Gesellschaft will vergessen, aber der Überlebende kann es nicht … Die Vergangenheit ist eigentlich niemals tot. Solange wir uns erinnern, ist sie ein Teil von uns. Ohne Erinnerung gibt es keine Zukunft, ohne Gedächtnis verlieren wir unsere Identität. In der Torah wird der Begriff *zachor (erinnere Dich)* 169 Mal wiederholt. *Zachor* bedeutet letztendlich Existenzsicherung durch Erinnern.

Den letzten Zeitzeugen zuzuhören, mit ihnen gemeinsam die Erinnerung an die Ermordeten lebendig zu erhalten und an viele Menschen in der Welt zu übertragen, ist der jüdische Weg, Lebenssinn, Linderung und Würde in dieser unendlichen Trauer zu verspüren.

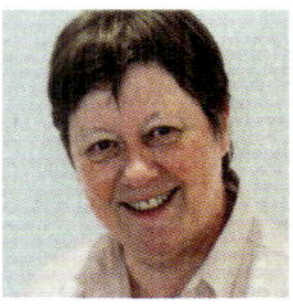

Dinah Zenker hat die Pflegedienstleitung im Saul-Eisenberg-Seniorenheim. Ihr Schwerpunkt liegt beim pflegerischen Umgang mit Shoah-Überlebenden.

Literaturhinweis

Roth, J.: Juden auf Wanderschaft (1927). In: Roth, J.: Werke in drei Bänden. Köln, Berlin 1956, S. 625–689.

Vom jüdischen Umgang mit Trauer

Dinah Zenker

Zeitrahmen:	9.00–13.00 Uhr
Teilnehmerzahl:	10–16 Personen
Räumlichkeiten:	Tische, um Arbeitsgruppen bilden zu können
Medien:	Moderationskoffer, Flipchart, Metaplanwand. Notebook mit Internetzugang.
Referent/-in:	1
Methode:	Workshop
Zielgruppe:	Pflegepersonal in Kliniken und Seniorenheimen, Lehrer an Pflegeschulen, Hospizmitarbeiter, Sozialarbeiter, Seelsorger.
Ziel:	Kultursensibler Umgang mit traumatisierten Menschen. Bewusstsein für die Problematik schaffen.
Ablauf:	Zeitgestaltung liegt in der Hand des Workshop-Leiters. Begrüßung, Vorstellung des Referenten, Klärung der Tagesorganisation. Sich vorstellen, kennenlernen, Bezug zum Thema nehmen.
Impulsfragen:	Gibt es Teilnehmer, die Kinder von Flüchtlingen sind? Gibt es Teilnehmer, die Kinder von Überlebenden der Shoa sind? Wurden bereits Erfahrungen im beruflichen Umfeld mit traumatisierten Menschen gemacht?

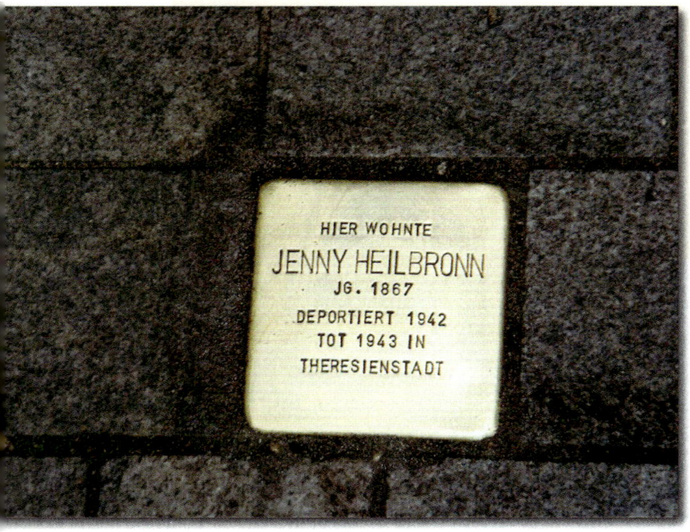

Leidfaden, Heft 1/2014, S. 86–88, © Vandenhoeck & Ruprecht GmbH & Co. KG, Göttingen, 2014, ISSN 2192-1202

Workshop 1

Biographie Frau N. – Eckdaten erster Teil:

- geboren 1923 in der Tschechoslowakei
- 1939 Anschluss des Sudentenlands an das Deutsche Reich
- 1941 Verhaftung der Eltern und zweier Geschwister durch die Gestapo. Frau N. (18 Jahre alt) springt aus dem Fenster im ersten Stock und flüchtet nach Berlin.
- Sie »taucht unter«, lebt illegal in der Stadt. Sie wechselt wochen-/monatsweise das Quartier.
- 1943 bricht Frau N. sich ein Bein, sie kann als illegale Jüdin keine ärztliche Behandlung in Anspruch nehmen. Sie wird von einer Hebamme aufgenommen, die ihr notdürftig medizinische Hilfe zukommen lässt. Der Ehemann der Hebamme wird kriegsverletzt und kommt kampfuntauglich nach Hause zurück. Frau N. muss nun auch vor dem Ehemann versteckt werden: im Untersuchungsraum der Hebamme im Kleiderschrank. Dort verharrt sie kauernd, stehend fast ein Jahr.
- 1944 unternimmt Frau N. einen Suizidversuch, der misslingt.
- 1945 nach der Kapitulation des »Dritten Reichs« wandert Frau N. zu Fuß zurück in die Tschechoslowakei und sucht nach ihrer Familie. Sie findet niemanden.
- 1946 zieht Frau N. wieder nach Berlin.
- Sie erkrankt an einer Tuberkulose und hält sich bis 1954 in verschiedenen Lungensanatorien in Bayern auf.
- 1954 hat sie mit einem KZ-Überlebenden eine Tochter. Der Vater der Tochter stirbt an den Folgen der Lagerhaft kurz nach der Geburt des Kindes.

Gruppenarbeit:

- Die Teilnehmer erhalten die Biographie und dazu die Frage: »Welche möglichen psychischen Auswirkungen können auftreten?«
- Antworten werden stichpunktartig auf Karten notiert und an die Pinnwand geheftet.
- Diskussion im Rahmen des Themas Flucht und ihre Folgen.

Biographie Frau N. – Eckdaten zweiter Teil:

- Frau N. wohnt nacheinander in vielen Städten innerhalb Deutschlands und wechselt manchmal mehrmals im Jahr die Wohnung. Sie arbeitet lange als Repräsentantin einer Champagnerniederlassung im Außendienst und ist immer »unterwegs«.
  Sie »verwischt« ihre Spuren, wo immer es möglich ist, meidet Ämter und offizielle Stellen, besitzt keinerlei Papiere außer einem Reisepass. Nennt sie jemand mit ihrem Namen, fühlt sich »erkannt« und bedroht, versucht erneut umzuziehen.
  Zwischen 1970 und 1990 lebt Frau N. in den USA und in Deutschland. Sie lässt sich endgültig in München nieder. Frau N. arbeitet bis ins 82. Lebensjahr und lebt zusammen mit ihrer Tochter.
- Im 90. Lebensjahr erleidet Frau N. eine Ellenbogenfraktur und erhält einen Gipsverband. In der Klinik schreit sie nächtelang »Lasst mich frei« und »Ich will hier raus«. Sie ist weder durch die Anwesenheit ihrer Tochter noch durch Medikamente zu beruhigen.
- Sie verstirbt an den Folgen der Fraktur.

Gruppenarbeit:

- Die Teilnehmer erhalten den zweiten Teil der Biographie mit der Aufgabe: »Stellen Sie sich vor, Frau N. würde in Ihrem Krankenhaus/Ihrer Pflegeeinrichtung als Patientin eingeliefert.«
- Die Teilnehmer erarbeiten eine kurze Pflegeplanung, wie man am besten mit Frau N. umgehen könnte.

Plenum:

Die Gruppen stellen ihre Ergebnisse vor.

Pause

Workshop 2

Die Teilnehmer erhalten das Gedicht »Le kol isch jesch schem« (siehe Bild) von der Widerstandskämpferin Selda mit der Frage: »Welche Gefühle löst dieses Gedicht in Ihnen aus?«

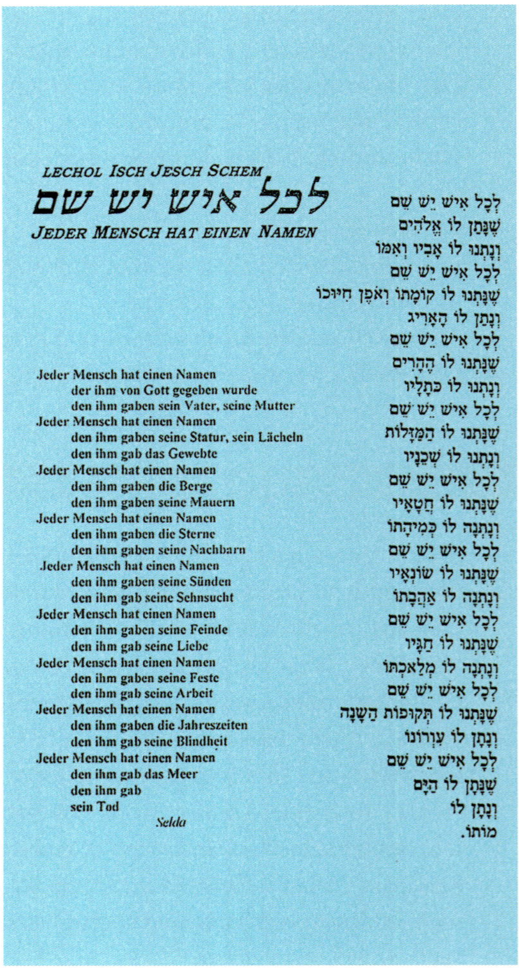

- Die Teilnehmer besprechen, was ihnen ihr eigener Name bedeutet, und notieren die Aussagen auf Karten, die an die Pinnwand geheftet werden.

Impulsfragen:

- Was bedeutet es, seinen Namen zu verlieren?
- Jüdische Menschen erhielten im Konzentrationslager eine Nummer anstelle ihres Namens. Welche psychischen Auswirkungen hat dies für einen Menschen?
- Diskutieren Sie die Ergebnisse.
- Interpretieren Sie die Aussage: »Der Raub des Namens und der Tod des Menschen« in einer Gruppenarbeit.
- Welche Auswirkungen hat dies für Erinnerungsarbeit?

Abschlussrunde:

- Beide Gruppen stellen ihre Ergebnisse vor.
- Reflexion: Ist die Bedeutung und Wichtigkeit kultursensibler Pflege und Betreuung für die berufliche Praxis deutlich geworden?
- Gemeinsames Hören des Liedes: »Le kol isch jesch schem«[1]

1 http://www.youtube.com/watch?v=IQ2dZ_aVqfQ

Psychologische Resilienz nach einer Katastrophe

New York City nach dem Terroranschlag vom 11. September

Heidi Müller und Hildegard Willmann

Bonanno, G. A., Galea, S., Bucciarelli, A., Vlahov, D.: Psychological resilience after disaster. New York City in the aftermath of the September 11th terrorist attack. In: Psychological Science, 2006/Vol. 17, Nr. 3, S. 181–186.

Viele Menschen werden im Laufe ihres Lebens von Schicksalsschlägen getroffen. Etwa die Hälfte aller erwachsenen Personen war schon mindestens einmal einem potenziell traumatischen Ereignis (PTE) ausgesetzt. Obwohl diese Erfahrung die meisten Betroffenen erschüttert, entwickeln nur wenige Personen in der Folge eine Posttraumatische Belastungsstörung (PTBS). Angesichts der hohen Kosten für die Behandlung von Traumafolgeerkrankungen ist es einerseits verständlich, dass das Hauptaugenmerk auf deren Erforschung und Behandlung liegt. Andererseits führt diese Ausrichtung jedoch dazu, dass kaum etwas darüber bekannt ist, wie viele Menschen unter welchen Voraussetzungen nach einem potenziell traumatischen Ereignis stabil und funktionsfähig bleiben, also Resilienz zeigen.

Der US-amerikanische Psychologe George A. Bonanno hat das Thema Resilienz in die Trauerforschung eingebracht. Bis heute ist Resilienz vor allem für eine Art von potenziell traumatischen Ereignissen bei Erwachsenen umfangreich und systematisch untersucht worden: der Partnerverlust. Studien zeigen, dass die Mehrheit der Menschen nach einem Verlustereignis kaum belastet ist und gut mit dem Verlust zurechtkommt. Doch wie verhält es sich, wenn Menschen noch gravierendere potenziell traumatische Ereignisse erleben? Um dies zu erforschen, haben Bonanno und seine Kollegen Personen befragt, die direkt von den Anschlägen auf das World Trade Center (WTC) am 11. September 2001 betroffen waren.

Die Studie

Bonanno und seine Kollegen führten sechs Monate nach den Anschlägen eine umfangreiche Untersuchung in New York und Umgebung durch. An der Studie nahmen 2.752 Personen teil. Sie stellten ein repräsentatives Abbild der Bevölkerung von New York und Umgebung dar und haben die Anschläge auf unterschiedliche Weise miterlebt.

Der größte Teil der Personen (798) hat sich in der Nähe des WTC aufgehalten und war Augenzeuge der Anschläge. Andere Befragte (22) befanden sich zum Zeitpunkt der Anschläge direkt im WTC oder waren zum Beispiel aufgrund der Rettungsaktionen vor Ort (296 Personen). Viele Befragte waren nicht vor Ort, haben aber einen Freund oder Angehörigen bei den Anschlägen verloren (392), andere ihren Besitz (105). Die Teilnehmer an der Studie wurden je nach Bezug zum Ereignis in mehrere Gruppen eingeteilt und so konnte verglichen werden, welche Unterschiede es zwischen den Gruppen in Bezug auf das Auftreten von PTBS und Resilienz gab.

Die Ergebnisse

Insgesamt zeigte sich, dass sechs Monate nach dem Ereignis von allen befragten Personen 6 Prozent die Kriterien für eine PTBS erfüllten, 28,9 Prozent Zeichen einer psychischen Belastung aufwiesen, die jedoch unterhalb der Kriterien für eine PTSB blieben, und die Mehrheit von 65,1

ISSN 2192-1202

Prozent resilient, also kaum oder gar nicht psychisch belastet war.

Von jenen Teilnehmern, die sich zur Zeit des Ereignisses in der Nähe des WTC aufhielten, reagierten mehr als die Hälfte (55,6 Prozent) mit Resilienz. Gleiches trifft auch auf die Personen zu, die eine Bezugsperson durch die Anschläge verloren haben oder an Rettungsaktionen beteiligt und vor Ort waren.

Deutlich geringere Anteile an Resilienz erwarteten die Wissenschaftler für jene Untergruppen, die durch die Anschläge verletzt wurden oder sich zum Zeitpunkt der Anschläge im WTC aufhielten. Die Kriterien einer PTSB erfüllten 26,1 Prozent der Befragten, die durch die Anschläge verletzt wurden, und 25,4 Prozent der Personen, die sich zum Zeitpunkt der Anschläge im WTC aufhielten. Überraschenderweise betrug jedoch auch hier der Anteil an resilienten Menschen immer noch mindestens ein Drittel (32,8 Prozent bei den verletzten Personen; 53,5 Prozent bei den Teilnehmern, die sich im WTC aufhielten).

Insgesamt zeigen die Ergebnisse der Untersuchung, dass auch bei gravierenden potenziell traumatischen Ereignissen Resilienz nicht eine seltene Eigenschaft, sondern eine weitverbreitete Reaktionsweise darstellt. Das Erleben von potenziell traumatischen Ereignissen zieht also keines-

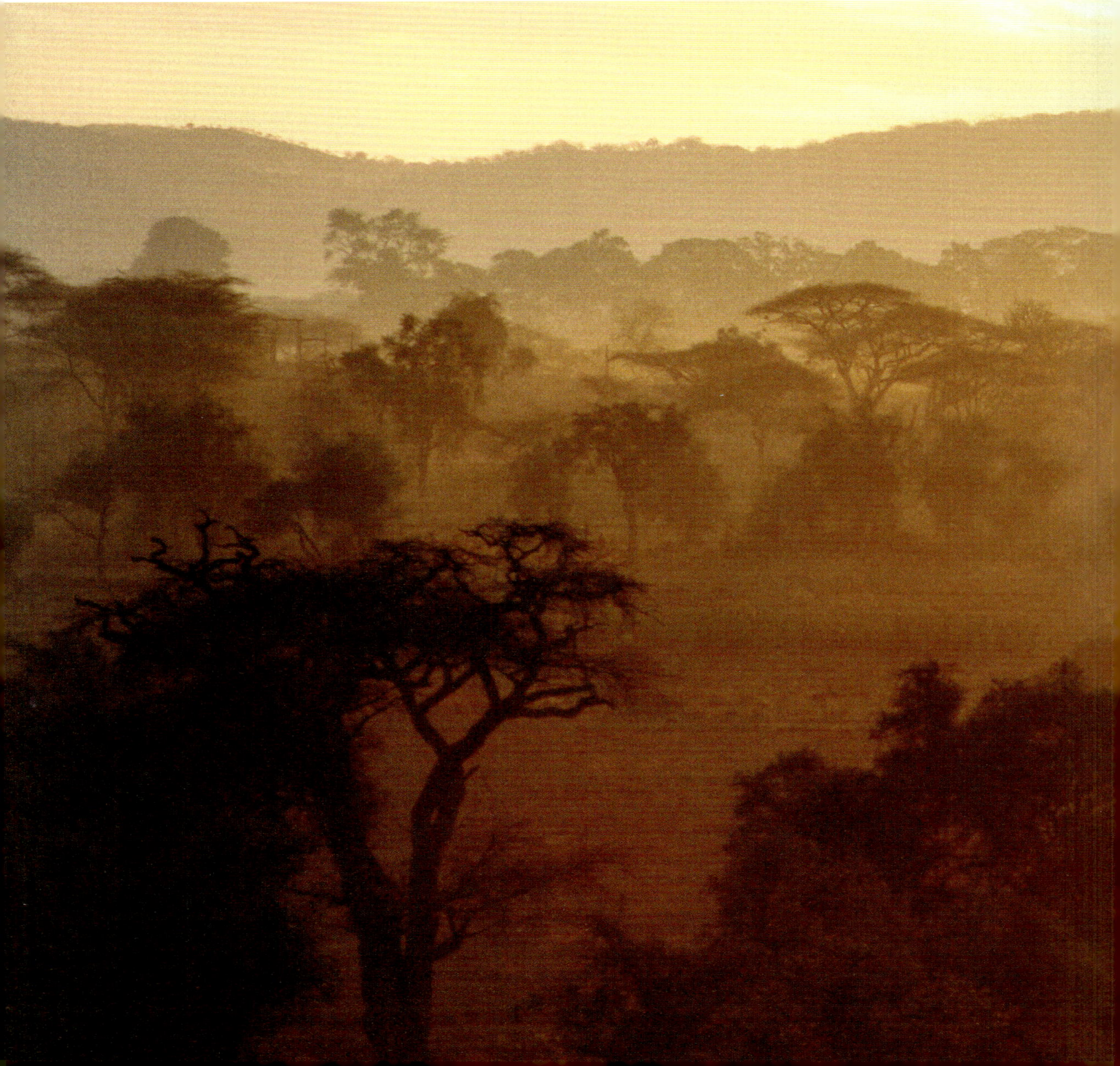

wegs zwangsläufig ernsthafte psychische Erkrankungen nach sich.

Sollte jedoch infolge eines potenziell traumatischen Ereignisses eine PTBS oder eine andere psychische Erkrankung auftreten, gehören diese in die Hände von erfahrenen psychologischen oder ärztlichen Psychotherapeuten.

Möchten Sie mehr zu diesem oder anderen Themen aus der Trauerforschung erfahren? Melden Sie sich gern beim kostenlosen Newsletter »Trauerforschung im Fokus« unter www.trauerforschung.de an oder schreiben Sie uns einfach eine Mail.

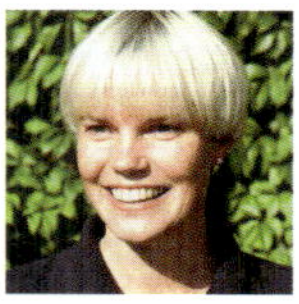

Heidi Müller, Diplom-Politologin, Herausgeberin des Newsletters »Trauerforschung im Fokus«.

E-Mail: heidi.mueller@trauerforschung.de

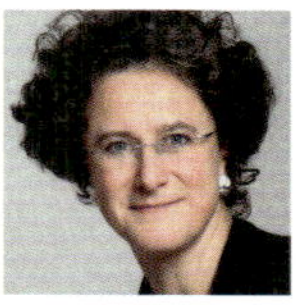

Hildegard Willmann, Diplom-Psychologin, Herausgeberin des Newsletters »Trauerforschung im Fokus«.

E-Mail: h.willmann@trauerforschung.de

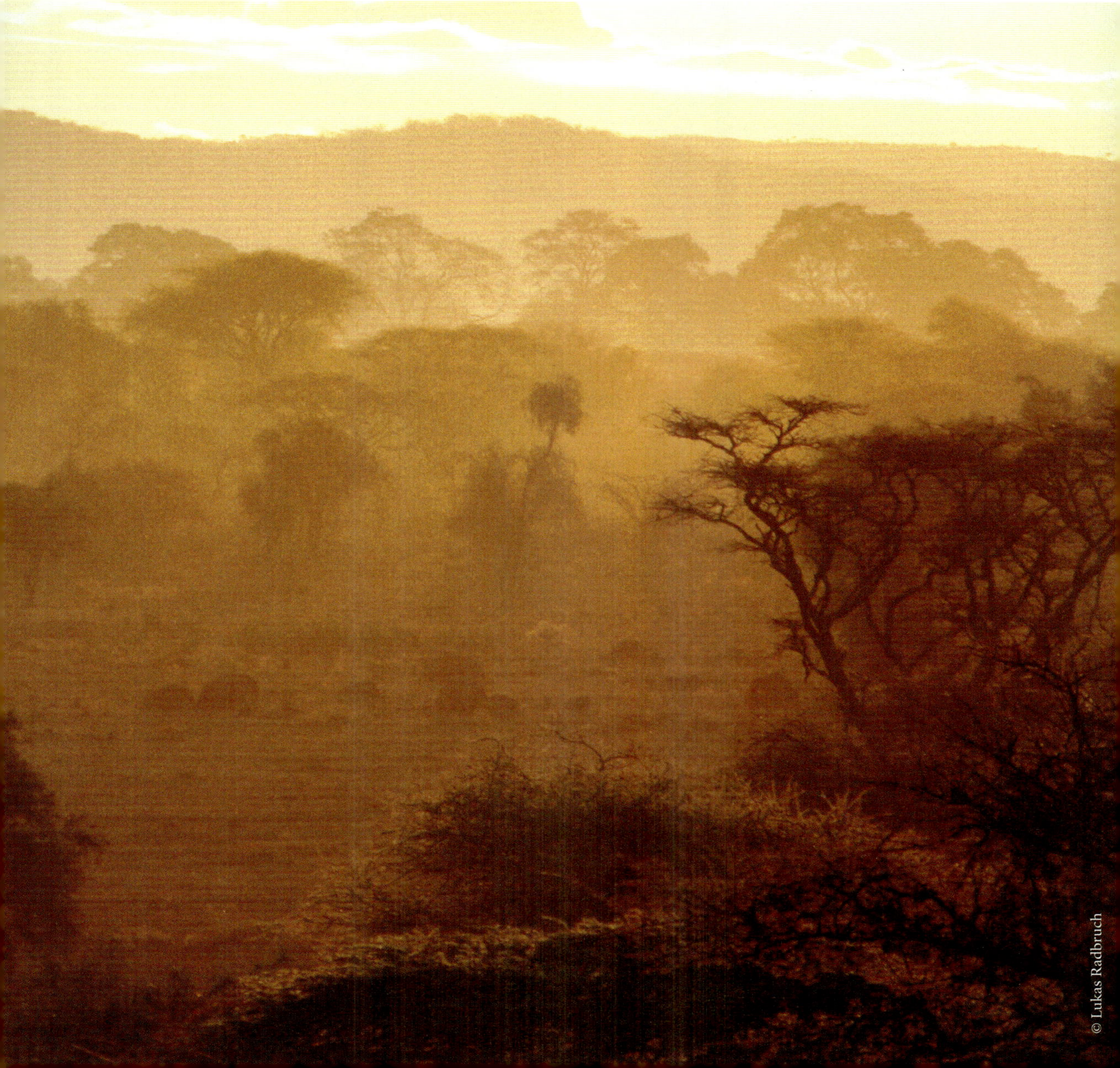

© Lukas Radbruch

Typische Reaktionen auf ein Trauma	**Typische Reaktionen auf einen Verlust**
Kognitive Ebene	
• Intrusionen beziehen sich auf das traumatische Ereignis und sind nicht verbunden mit Sehnsucht, Vermissen. • (Erinnerungs-)Bilder des Geschehens sind mit Stress und Angst verbunden. • Gedanken kreisen um das traumatische Ereignis und dessen Umstände. • Erinnerungen beziehen sich auf den traumatischen Vorfall. • Bedrohliche Aspekte des Ereignisses werden wiedererlebt.	• Erinnerungen an die verstorbene Person sind fortwährend präsent (willentlich oder unwillentlich) und verbunden mit Sehnsucht, Vermissen. • Schmerz aufgrund der Abwesenheit der verstorbenen Person. • Gedanken kreisen um die verstorbene Person und (Erinnerungs-)Bilder sind intensiv. • Erinnerungen an die verstorbene Person sind mit Gefühlen verbunden, die zur Erinnerung passen (häufig positiv). • Die Anwesenheit der verstorbenen Person wird wiedererlebt, so als ob sie noch hier wäre (z. B. Halluzination von Geräuschen, Berührung, visuelle Wahrnehmungen).
Affektive Ebene	
Angst	
• Angst ist das vorherrschende Gefühl und tritt als generalisierte Angst auf, hervorgerufen durch das Erleben von Bedrohung. • Ängstliche Erwartung von Bedrohung/Gefahr. • Ausgelöst durch Erinnerungen, Intrusionen.	• Wenn Angst auftritt, handelt es sich um Trennungsangst. • Es handelt sich um spezifische Angst, ausgelöst durch die Trennung von der Person bzw. durch Gedanken an eine Zukunft ohne die verstorbene Person und die Erkenntnis, dass eine Rückkehr des Menschen nicht möglich ist.
Sehnsucht/Vermissen	
• Sehnsucht und Vermissen sind keine charakteristischen Merkmale bei Traumata. • Wenn sie auftreten, sind es keine personenbezogenen Phänomene, sondern sie beziehen sich auf den Wunsch, dass die Dinge wieder so sein mögen wie zuvor; dass die »Unschuld des Todes« wiederhergestellt werden möge und dass das Gefühl von persönlicher Unverwundbarkeit sich wieder einstellen möge.	• Sehnsucht nach der verstorbenen Person ist ein zentrales Merkmal von Trauer. • Sie ist personenbezogen, intensiv, schmerzhaft, tiefgreifend und wird durch Erinnerungen an die verstorbene Person ausgelöst. • Die Sehnsucht bezieht sich auf den Wunsch, dass er oder sie wiederkommen, anwesend sein möge.

Typische Reaktionen auf ein Trauma	Typische Reaktionen auf einen Verlust
Affektive Ebene	
Traurigkeit	
• Traurigkeit wird im Allgemeinen nicht als Merkmal beschrieben. • Nostalgie in Bezug auf das Ereignis wird nicht beschrieben.	• Traurigkeit tritt häufig auf und ist tiefgreifend. • Nostalgische Gefühle kommen häufig und lang anhaltend vor.
Vermeidung	
• Vermeidung von allem, was Erinnerungen an das Ereignis auslöst, einschließlich von Orten. • Es wird versucht, die Gefühle abzuschwächen, gefühllos zu werden. • Insgesamt weniger Gefühle. • Während einer Vermeidungsphase können große Schwierigkeiten bestehen, über das Ereignis zu sprechen, zu einem anderen Zeitpunkt kann das Bedürfnis hingegen sehr stark sein, über die Erfahrung zu sprechen (jedoch nicht über die Person). • Sozialer Rückzug als Selbstschutz.	• Eventuell Suchen nach bzw. gezieltes Aufsuchen von vertrauten Orten, Gegenständen von besonderer Bedeutung (z. B. Fotos, Bilder). • Eventuell Vermeiden von allem, was an die Abwesenheit der verstorbenen Person erinnert. • Eventuell zeitlich begrenzte Phasen, in denen versucht wird, intensive Wellen von Schmerz zu dämpfen, z. B. durch Ablenkung, aber auch der Wunsch, den Schmerz als normale Reaktion ausdrücken zu können. • Eventuell Drang, über die frühere Beziehung und die verstorbene Person zu sprechen. • Eventuell gezieltes Aufsuchen von Menschen, um Unterstützung zu bekommen oder über die verstorbene Person sprechen zu können.
Psychophysiologische Erregung	
• Erhöhte Erregung ist ausgerichtet auf Bedrohung und Gefahr. • Anhaltendes Absuchen der Umgebung und erhöhte Wachsamkeit in Erwartung von Gefahr. • Überschießende Schreckreaktion (z. B. als Reaktion auf minimale Gefahr). • Überschießende Reaktion auf traumabezogene Schlüsselreize.	• Erhöhte Erregung ist ausgerichtet auf die verstorbene Person. • Anhaltendes Absuchen der Umgebung nach der verstorbenen Person oder nach Schlüsselreizen von ihm oder ihr. • Erregung steuert das Suchverhalten. • Überschießende Reaktion auf personenbezogene Schlüsselreize.

Quelle: Raphael, B., Jacobs, J., Looi, J.: Complicated grief in the context of other psychiatric disorders: PTSD. In: Stroebe, M., Schut, H., Van den Bout, J. (Hrsg.): Complicated grief: Scientific foundations for health care professionals. New York: Routledge, 2013.
Übersetzung von Hildegard Willmann und Heidi Müller.

BUNDESVERBAND TRAUERBEGLEITUNG E.V.

Der Bundesverband Trauerbegleitung e. V. (BVT) öffnet sich für Trauerbegleitende

Bisher ist der BVT ein Fachverband von lehrenden Fachkräften, die qualifizierte Fortbildung in Trauerbegleitung anbieten und durchführen.

Ab Beginn des Jahres 2014 können auch in Trauerbegleitung qualifizierte und tätige Menschen als Mitglieder in den BVT aufgenommen werden. Die für diese Mitgliederkategorie notwendigen Voraussetzungen (sie müssen bei der Aufnahme vorliegen) sind:

- Große Basisqualifizierung BVT (oder vergleichbare Qualifikation) sowie nach Abschluss der Qualifizierung
- 15 Stunden Supervision innerhalb von drei Jahren (bzw. entsprechende relevante Fortbildung im Themenfeld Trauerbegleitung)

Somit wird es auch für Menschen, die mit der Begleitung Sterbender und Trauernder im Beruf, im ehrenamtlichen Engagement oder in ihrem persönlichen Umfeld konfrontiert sind, die in Erwachsenenbildung, Weiterbildung, Supervision und individueller Trauerbegleitung tätig sind, möglich, im BVT mitzuarbeiten.

Interessierte können sich in der neu eingerichteten Geschäftsstelle vormerken lassen (Bundesverband Trauerbegleitung e. V., c/o Vandenhoeck & Ruprecht, Robert-Bosch-Breite 6, 37079 Göttingen, Tel.: 0551/5084–276, info@bv-trauerbegleitung.de).

BVT-Vorstandsmitglied Christian Fleck stellt sich vor

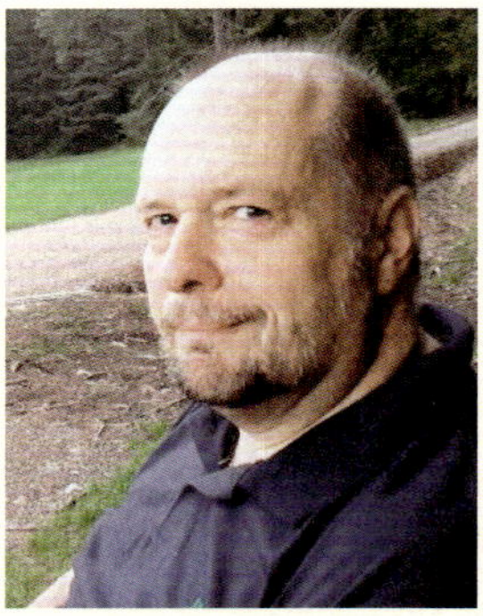

E-Mail: ch.fleck@gmx.de

Zu meiner Person

In meiner Lebensgeschichte, meinem familiären, privaten und beruflichen Umfeld kam und komme ich immer wieder mit Trauer in verschiedensten Formen und Umständen in Kontakt, ebenso mit den unterschiedlichsten Weisen, damit umzugehen.

Was ich gerne tue und mir gut tut, ist Lesen (zum Beispiel Uwe Johnson), Musik hören, Bogenschießen, ins Theater gehen.

Berufliche Qualifikationen und Erfahrungen

- Diplom-Theologe
- Pastoralreferent
- Pastoralpsychologe
- Supervisor (M. Sc., DGfP, DGSv)
- Psychotherapie (n. d. HeilPrG)
- verschiedene Zusatzausbildungen, unter anderem Themenzentrierte Interaktion (Diplom), Klinische Seelsorgeausbildung (KSA), Traumatherapie, Progressive Muskelentspannung

Seit Mitte der 1980er Jahre arbeite ich in verschiedenen Feldern der Seelsorge in der Erzdiözese München und Freising (Gemeinde- und Jugendarbeit, Schule, Paar- und Familienbildungsarbeit, Erwachsenenbildung, Krankenhaus-, Notfall- und Altenheimseelsorge).

Leidfaden, Heft 1 / 2014, S. 94–95, © Vandenhoeck & Ruprecht GmbH & Co. KG, Göttingen, 2014, ISSN 2192–1202

In meiner aktuellen hauptberuflichen Arbeit begleite ich Menschen, die in Altenheimen wohnen, ihre Angehörigen, Mitarbeitende in der Pflege und im Ehrenamt, oft auch in ihren Trauersituationen und Trauerprozessen.

Über zehn Jahre habe ich in Gruppen trauernde Geschwister und Eltern, die ihre Kinder vor, während oder in den ersten Jahren nach der Geburt verloren haben, begleitet. Ebenfalls war ich zehn Jahre Vorstand eines Hospizvereins.

In der Supervision unterstütze ich Menschen dabei, ihre berufliche Situation und ihr Handeln darin zu reflektieren und sich weiterzuentwickeln.

Zusammen mit meiner Frau Christine Fleck-Bohaumilitzky qualifiziere ich Menschen im Rahmen von Seminaren und Fortbildungen in Trauerbegleitung und im Hospiz- und Palliativbereich.

Mein Engagement im BVT

Vor dem Hintergrund meiner persönlichen wie beruflichen Biographie liegt es mir am Herzen, Menschen in ihrer persönlichen Entwicklung und Lerngeschichte zu unterstützen.

Als Gründungs- und Vorstandsmitglied des Bundesverbands Trauerbegleitung e. V. (BVT) in Deutschland bedeutet das für mich, die Qualität der praktischen Arbeit der Begleitung von Trauernden zu fördern und Möglichkeiten der Qualifizierung dazu weiterzuentwickeln.

So arbeite ich gern auch an der Entwicklung von Konzepten, an Qualitätsstandards und an fachlichen Themen, wie zum Beispiel im Rahmen einer Arbeitsgruppe, die sich einer Klärung der Begriffe »nicht erschwerte« – »erschwerte« – »komplizierte Trauer« annahm (die Ergebnisse sind online verfügbar: http://www.trauerinstitut.de/sites/default/files/pictures/downloads/kap trauerprozesse.pdf).

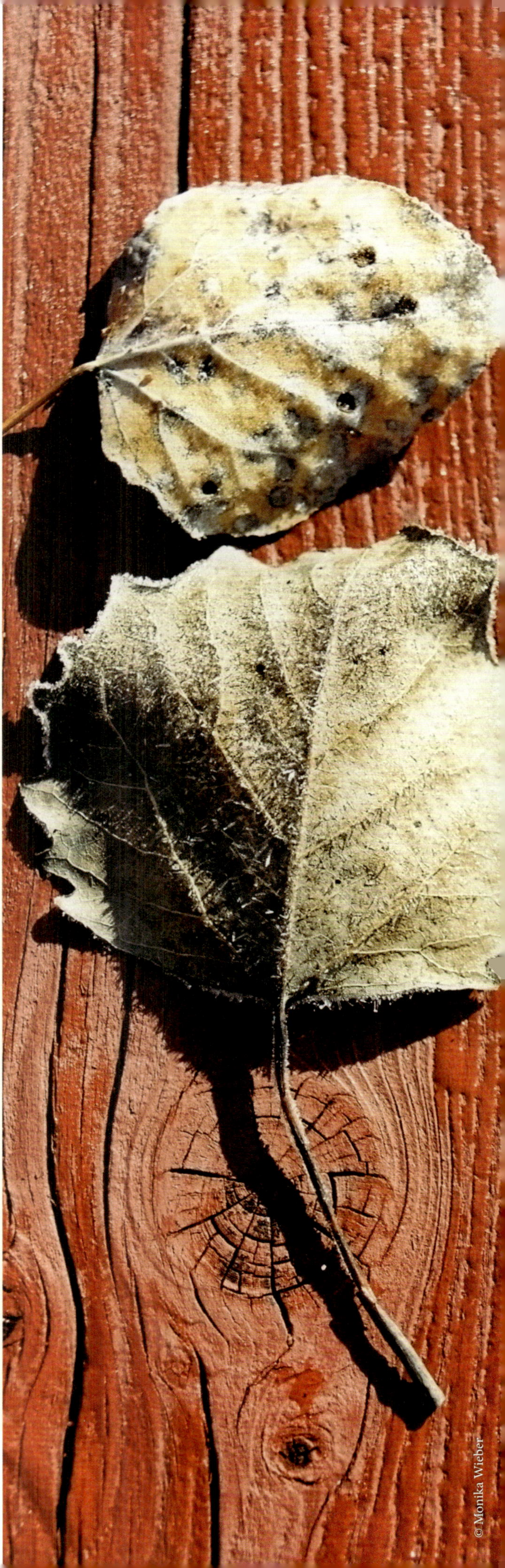

Handbuch Trauerbegegnung und -begleitung

Norbert Mucksch

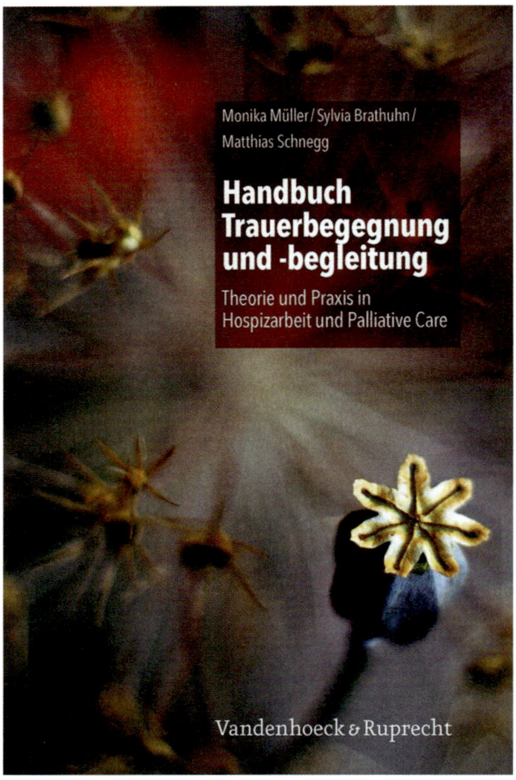

Monika Müller, Sylvia Brathuhn, Matthias Schnegg: Handbuch Trauerbegegnung und -begleitung. Theorie und Praxis in Hospizarbeit und Palliative Care. Göttingen: Vandenhoeck & Ruprecht, 2013, 292 Seiten

Mit dem Handbuch Trauerbegegnung und -begleitung legen die drei im Thema langjährig praxiserfahrenen Autoren, mit zusätzlichen Beiträgen von 11 Kolleginnen und Kollegen, eine Zusammenschau vor, die dazu beitragen kann und potenziell auch beitragen wird, dass der bewusste Umgang mit Trauer noch mehr Beachtung findet. Ausgehend von der Vermittlung von fundiertem und klar strukturiertem Grundlagenwissen, welches auch die Felder »Komplizierte Trauer« und Selbstsorge der Helfenden nicht ausspart, schlägt das Buch in seinem zweiten Teil ganz konsequent und vor allem sehr hilfreich eine Brücke in die Praxis der Trauerbegegnung und -begleitung.

Und gerade die Differenzierung dieser beiden Begriffe – Begegnung und Begleitung – macht deutlich, wie wichtig den Autoren das Thema Trauer im palliativen und hospizlichen Denken ist, aber eben auch darüber hinaus. Das Buch macht an vielen Stellen immer wieder deutlich, dass Trauer nicht ein »Add-on« zur Sterbebegleitung ist, sondern dass das konkrete und bewusste In-den-Blick-Nehmen von trauernden Menschen ein genuines Handeln im Rahmen hospizlicher Grundhaltung ist.

Zugleich zeigt dieses Buch auch das auf – und das ist wohl sein Hauptverdienst –, was dazu notwendig ist, damit Menschen gut in eine solche Haltung gelangen können. Dazu ist in der Tat, wie die Autoren es selbst auch formulieren, beides wichtig: das reflektierte Verstehen von Grundlagenwissen wie auch selbst-erfahrenes und selbstbewusstes sowie der individuellen Situation gut angemessenes Agieren. Was damit konkret gemeint ist, verdeutlicht das Buch auch dadurch, dass es Trauernde als Experten ihrer selbst zu Wort kommen lässt, beispielsweise in einem von einer betroffenen Frau in ihrem eigenen Trauerprozess geschriebenen Märchen.

Über dieses Märchen, wie auch über das klare Benennen grundlegender Haltungsmerkmale (immer im Spiegel der Aufgabe der Trauerbegleitung), wird deutlich, dass es eben nicht um machtvolle Helfergesten von Begleitenden geht, sondern um menschliche Begegnungen, die geprägt sind von Wahrnehmung, Achtsamkeit, Mitaushalten, tiefem inneren Verstehen, Geduld und einer geschulten Intuition für den richtigen Augenblick.

Darüber hinaus beeindruckt diese Veröffentlichung auch dadurch, dass sie viele Einzelfelder in den Blick nimmt (zum Beispiel was Pflegende tun können, Möglichkeiten hausärztlicher Trauerbegleitung) und auch für komplementäre Themen sensibilisieren möchte. Nur als kleine Auswahl seien hier genannt: Trauer bei Demenz, Trauer und Spiritualität, Trauer und Rituale.

Bei all dem kann und will dieses Buch nicht die Qualifizierung zur/zum Trauerbegleiter/-in in einer Gruppe ersetzen. Momente wie Selbsterfahrung und die Entwicklung einer je eigenen geschulten Intuition lassen sich, dessen sind sich die Autoren und Autorinnen bewusst, nicht durch das Lesen eines auch noch so fundierten Fachbuches ersetzen. Nicht ohne Grund wird im hinteren Teil der Veröffentlichung auch auf die Möglichkeiten zur Qualifizierung in Trauerbegleitung hingewiesen.

Erwähnenswert im Rahmen dieser Rezension ist das Nachwort »Trauerbegleitung: etwas für mich?«. Es gibt all denen eine Antwort, die vielleicht gerade als Betroffene einen zu Recht kritischen Blick auf eine solche Veröffentlichung – auf ein »Handbuch Trauerbegleitung« werfen.

Dort heißt es: »›Das mit der Trauer*begleitung*, das stimmt zwar, aber wir haben irgendwie was anderes gemacht. Wir sind uns begegnet. In und mit meiner Trauer‹. Aber das versteht man vielleicht erst, wenn man einen Weg zusammen gegangen ist.«

Das »Handbuch Trauerbegegnung und -begleitung« tut genau das: Es sensibilisiert und es schärft den Blick dafür, was Begleitung ausmacht: Wegbegleitung, Begleitung auf Augenhöhe, ohne dass die oder der Begleitende vorangeht oder antreibt.

Als Grundlagenliteratur ist dieses Buch uneingeschränkt zu empfehlen sowohl für bereits in der Trauerbegegnung und -begleitung tätige Menschen wie auch für diejenigen, die sich auf eine solche Aufgabe vorbereiten (wollen), und nicht zuletzt für alle im hospizlichen und palliativen Bereich Tätige.

Darüber hinaus sei dieses Buch auch all denen zur Lektüre empfohlen, die als Seelsorger, Psychologen, Sozialarbeiter und Psychotherapeuten in den unterschiedlichen Settings immer wieder mit dem Thema Trauer in Berührung kommen werden.

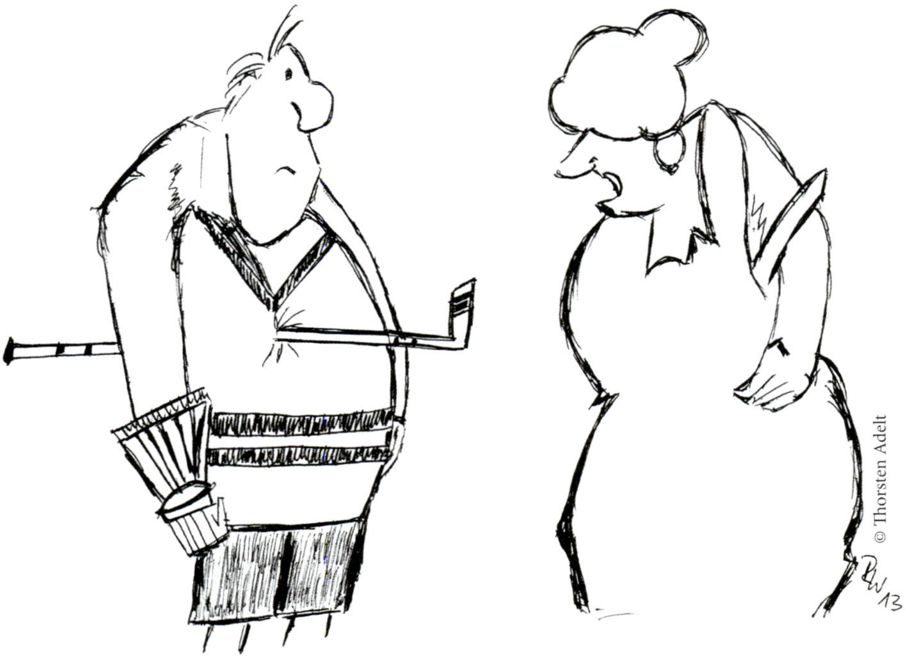

»... und tausendmal habe ich dir gesagt, du sollst den Helm aufsetzen!«

Vorschau Heft 2|2014

Thema: Kunst – dem Leid An-Sehen geben

Geflügelte Gelassenheit – Paul Klees Engelzeichnungen

Poesietherapie: Worte finden für Trauer und Abschied
Über die Angst des Betrachters vor dem Bilde

Die Kunst und die Trauer

Baukunst als »Ausdruck der geistigen Wirklichkeit«

Der Garten der Frauen auf dem Friedhof Ohlsdorf in Hamburg

Lieder im Leid
Zum Umgang mit Trauer und Schmerz bei Roma und Kroaten

Musiktherapie – Weg zu neuen Perspektiven

u. a. m.

Impressum

Herausgeber/-innen:
Monika Müller M. A., ALPHA Rheinland, Zentrum für Palliativmedizin, Von-Hompesch-Str. 1, D-53123 Bonn
E-Mail: vr-leidfaden@monikamueller.com

Prof. Dr. med. Lukas Radbruch, Zentrum für Palliativmedizin der Universität Bonn, Von-Hompesch-Str. 1, 53123 Bonn
E-Mail: lukas.radbruch@vr-leidfaden.de

Dr. Sylvia Brathuhn, Bundesverband für Frauenselbsthilfe nach Krebs e.V., Schweidnitzer Str. 17, 56566 Neuwied
E-Mail: sylvia.brathuhn@vr-leidfaden.de

Dipl.-Psych. Thorsten Adelt (Bonn), Dr. Dorothee Bürgi (Zürich), Prof. Dr. Arnold Langenmayr (Ratingen), Markus Melchers M. A. (Bonn), Dipl.-Sozialpäd. Heiner Melching (Berlin), Dr. Christian Metz (Wien), Dipl.-Päd. Petra Rechenberg-Winter M. A. (Eichenau)

Bitte senden Sie postalische Anfragen und Rezensionsexemplare an Monika Müller, Zentrum für Palliativmedizin, ALPHA Rheinland, Von-Hompesch-Str. 1, 53123 Bonn

Redaktion:
Ulrike Kamp M. A., Verlag Vandenhoeck & Ruprecht, Robert-Bosch-Breite 6, 37079 Göttingen,
Tel.: 0551-5084-423, Fax: 0551-5084-477
E-Mail: u.kamp@v-r.de

Bezugsbedingungen:
Leidfaden erscheint 4-mal jährlich mit einem Gesamtumfang von ca. 360 Seiten. Bestellung durch jede Buchhandlung oder beim Verlag. Jahresbezugspreis € 68,00 D / € 70,00 A / SFr 85,50. Institutionen-Preis € 132,00 D / € 135,80 A / SFr 172,00, Einzelheftpreis € 19,95 D / € 20,60 A / SFr 26,90 (jeweils zzgl. Versandkosten), Online-Abo inklusive für Printabonnenten. Preisänderungen vorbehalten. Die Bezugsdauer verlängert sich jeweils um ein Jahr, wenn nicht eine Abbestellung bis zum 01.10. erfolgt.

Verlag:
Vandenhoeck & Ruprecht GmbH & Co. KG, Theaterstr. 13, 37073 Göttingen; Tel.: 0551-5084-40, Fax: 0551-5084-454

www.v-r.de

ISSN 2192-1202
ISBN 978-3-525-80605-0
ISBN 978-3-647-80605-1 (E-Book)

Umschlagabbildung: © Werner Walker, Bergbäurin zu Besuch bei Egger-Lienz, 2009

Anzeigenverkauf: Ulrike Vockenberg, E-Mail: u.vockenberg@v-r.de

Bestellungen und Abonnementverwaltung:
HGV Hanseatische Gesellschaft für Verlagsservice mbH, Servicecenter Fachverlage, Holzwiesenstr. 2, 72127 Kusterdingen;
Tel.: 07071-9353-16, Fax: 07071-9353-93,
E-Mail: v-r-journals@hgv-online.de

Gestaltung, Satz und Lithografie: SchwabScantechnik, Göttingen
Druck: Memminger MedienCentrum, Memmingen

Printed in Germany